Rafael Estévez Muguercia
Frank Daniel Martos Benítez
Yenifert Infante López

Muerte en pacientes con choque

Rafael Estévez Muguercia
Frank Daniel Martos Benítez
Yenifert Infante López

Muerte en pacientes con choque

Factores de riesgo

Editorial Académica Española

Imprint
Any brand names and product names mentioned in this book are subject to trademark, brand or patent protection and are trademarks or registered trademarks of their respective holders. The use of brand names, product names, common names, trade names, product descriptions etc. even without a particular marking in this work is in no way to be construed to mean that such names may be regarded as unrestricted in respect of trademark and brand protection legislation and could thus be used by anyone.

Cover image: www.ingimage.com

Publisher:
Editorial Académica Española
is a trademark of
Dodo Books Indian Ocean Ltd. and OmniScriptum S.R.L publishing group

120 High Road, East Finchley, London, N2 9ED, United Kingdom
Str. Armeneasca 28/1, office 1, Chisinau MD-2012, Republic of Moldova, Europe
Managing Directors: Ieva Konstantinova, Victoria Ursu
info@omniscriptum.com

Printed at: see last page
ISBN: 978-620-0-02778-8

FACTORES DE RIESGO DE MUERTE EN PACIENTES CON CHOQUE

AUTORES: DR. MSC. RAFAEL ESTÉVEZ MUGUERCIA

PROF. T. FRANK DANIEL MARTOS BENÍTEZ, DR. C.

LIC. YENIFERT INFANTE LÓPEZ

ÍNDICE

RESUMEN

Introducción: el choque es un síndrome que se caracteriza por hipoperfusión tisular generalizada, con hipoxia celular por baja entrega de oxígeno, mayor consumo o utilización inadecuada. Se realizó esta investigación con el **objetivo** de determinar los factores de riesgos predictivo de muerte para paciente con choque. **Métodos:** el estudio fue observacional, longitudinal y prospectivo acerca de los factores de riesgos predictivo de muerte en paciente con choque, en el período de diciembre del 2021 hasta mismo mes del 2023 en la Unidad de Cuidados Intensivos 8B del Hospital Clínico Quirúrgico "Hermanos Ameijeiras". **Resultados:** predominaron los casos Quirúrgicos electivos en los vivos (44,5%). La sepsis prevaleció en los fallecidos en 89 pacientes para el 78,8%. Los parámetros de la microcirculación muestran que la relación $DavO_2/PvaCO_2$ disminuye (0,62 a 0,40 mL/dL/mmHg). Los factores de riesgo predictivo de mortalidad fueron: la FiO2 (95% IC 1,093-1,513) y el SAP3 con (95% IC 1,129-1,338), la Cardiopatía Isquémica (95% IC 1,708-7.750) y el choque con (95% IC 3.095-13.705). **Conclusiones:** predominaron los ancianos del sexo femenino mestiza. Prevalecieron los casos quirúrgicos electivos y la sepsis prevaleció en los fallecidos con ventilación artificial mecánica. De los parámetros de la microcirculación la relación $DavO_2/PvaCO_2$ expresan los trastornos de perfusión tisular. Las variables FiO2, el SAP3, la cardiopatía isquémica y el choque fueron las de mejor rendimiento predictivo de mortalidad.

INTRODUCCIÓN

El choque es un síndrome que se caracteriza por hipoperfusión tisular generalizada, con hipoxia celular por baja entrega de oxígeno, mayor consumo o utilización inadecuada. Inicialmente es un estado reversible, siempre que se diagnostique y trate rápidamente para prevenir la progresión al estado de falla orgánica múltiple y muerte.[1,2]

El aporte y la utilización del oxígeno son componentes esenciales para la viabilidad celular y en estos procesos, es decisivo el estado circulatorio, en el cual existe un sector arterial y otro venoso con características hemodinámicas muy diferentes. El arterial, es de altas presiones, alta resistencia y baja capacitancia, mientras que en el sector venoso ocurre todo lo opuesto; por lo que el 64% de toda la volemia del organismo se encuentra contenida en el sector venoso de la gran circulación. Cuando se unen ambos sectores se encuentra el lecho capilar, que es donde se efectúa la función fundamental de la circulación: el intercambio entre la sangre y el líquido intersticial.[1]

La vía que debe seguir el oxígeno hasta llegar a las células es larga, por lo que la posibilidades de que se desencadene un mecanismo de la coagulación intravascular, y se afecte la permeabilidad capilar, posibilitando la salida de líquido vascular al espacio intersticial, es elevada, lo que agrava los trastornos circulatorios y crea un círculo vicioso con mayor hipoxia, acidosis metabólica, lesión de la membrana celular y lisosomal, liberación de proteasas y necrosis celular como resultado final.[1]

Antecedentes

Es una condición común, que afecta aproximadamente un tercio de los pacientes en las unidades de atención al paciente grave y crítico.[3] En los servicios de urgencia, el porcentaje de cada tipo de choque depende de la población afectada que este atiende; por ejemplo, hospitales de trauma reciben mayor porcentaje de pacientes en choque hipovolémico.[4] La epidemiología del choque varía según el tipo, el 60% corresponde a choque séptico, cerca del 15% a choque cardiogénico, alrededor del 15% choque hipovolémico y finalmente cerca del 4% es obstructivo.[5]

Un estudio epidemiológico reciente mostró un aumento del 8,5% en la incidencia anual de choque séptico en EE.UU. A pesar de la incorporación de nuevos tratamientos, la mortalidad permanece alta, alrededor del 50%-80%.[6]

El choque cardiogénico ocurre en aproximadamente 5 a 7% de los pacientes que presentan un infarto agudo de miocardio (IAM) y es más común en pacientes con IM con elevación del segmento ST (IAMEST) que sin STEMI.[6] Manuel MS y otros[7,8] reportan tasas de mortalidad hospitalaria del 36% (intervalo de confianza [IC] del 95%, 28% - 45%), 31% (IC del 95%, 26% - 36%) y 39% (IC del 95%, 31% - 48%) en infarto agudo de miocardio (IAM), síndrome coronario agudo (SCA) sin infarto agudo del miocardio y choque mixto, respectivamente.[7]

En América Latina[8] la frecuencia de choque cardiogénico ha aumentado en los últimos 30 años, hoy día el número anual de casos es de más de 900 000 (aproximadamente tres por 1 000 habitantes), así de 3049 ingresos en la unidad de cuidados intensivos coronarios (UCIC), 677 (22%) cumplieron los criterios clínicos de choque: 66% con choque cardiogénico, 7% como distributivo, 3% como hipovolémico, 20% como mixto y 4% como desconocido.[9]

La mediana de estancia en la UCIC fue de 4,0 días (rango intercuartílico [RIC]; 2,5 a 8,1 días) para el IAM con choque cardiogénico, 4,3 días (RIC; 2,1 a 8,5 días) para el choque cardiogénico no relacionado con IAM y 5,8 días (RIC; 2,9 a 10,0 días) para el choque mixto versus 1,9 días (RIC; 1,0-3,6) para los pacientes sin choque (P < 0,01 para cada uno). [10] Según la evidencia científica internacional, el diagnóstico precoz y preciso puede evitar cerca de la mitad de las muertes por choque.[11]

En Cuba la mortalidad de la sepsis con choque es muy alta, y oscila entre el 30 y el 70% según los diferentes estudios.[5] Los mejores resultados se obtienen probablemente con una identificación precoz, una reanimación eficaz y un control oportuno del foco infeccioso. En el paciente politraumatizado el 20% sufren de choque hipovolémico, y una cuarta parte de estos fallecen en estado crítico.[6] En Cuba, en el año 2018, las enfermedades del corazón ocuparon el primer lugar, con una tasa de 228,2 por 100 000 habitantes, seguida de la muerte por tumores malignos, cuya tasa fue de 221,3 por 100 000 habitantes.[6]

Algunas condiciones clínicas como el fallo múltiple de órgano, el distres respiratorio agudo, la coagulación intravascular diseminada, la insuficiencia renal aguda, la ventilación mecánica, las complicaciones propias del choque y los eventos adversos la política terapéutica se asocian con la mortalidad en los pacientes con choque admitidos en la UCI.[12,13] Sin embargo, es necesario identificar los factores predictivos de muerte en estos pacientes, mediante los cuales pueden construirse los modelos pronósticos, herramientas estadísticas diseñadas para estimar la probabilidad de un evento de interés entre los pacientes en riesgo.[14,15]

Los modelos predictivos valoran la gravedad de la enfermedad aguda y predicen la mortalidad, los cuales se renuevan continuamente para mejorar la capacidad predictiva. El índice de choque (IC) se define como la frecuencia cardiaca (FC) dividida por la presión arterial sistólica y fue introducida por primera vez en 1967 por Allgöwer y Burri. Se ha estudiado en pacientes con y sin trauma y se usa en la práctica clínica para evaluar el choque hipovolémico o la gravedad del choque no hipovolémico y para ayudar al tratamiento agudo en este contexto. En la población normal no embarazada, el rango del IC normal es 0.5-0.7. Un IC > 0.9 se ha asociado con una mayor mortalidad.[16]

En el choque cardiogénico se aplican como predictor de gravedad y mortalidad con mayor frecuencia el CardioChoque risk score y IABP-choque II (intra-aortic balloon counterpulsation in acute myocardial infarction complicated by cardiogenic choque) .[17] La escala de riesgo CardChoque2 ha mostrado recientemente un adecuado rendimiento para predecir la mortalidad en pacientes con choque cardiogénico.[17] En el choque hipovolémico se utiliza la escala ATLS Hypovolemic junto a al Hemorrhage-induced mortality index como predictores de mortalidad de elevada efectividad.[18] Así como los índices de traumatismos, índice de probabilidad de supervivencia basado en la gravedad de las lesiones anatómicas (A severity characterisation of trauma [ASCOT]), escala CRAMS, (Injury severity score [ISS]), (New injury severity score [NISS]), (Trauma score [TS]) y (Trauma and injury severity score [TRISS]).[19]

En el choque séptico el Sequential Organ Failure Assessment Score (SOFA) y el Quick Sequential Organ Failure Assessment (qSOFA) como índices predictivo de gravedad muy útil en la predicción de la evolución de la sepsis.[20, 21]

Justificación del estudio

Los modelos predictivos disponibles tienen limitaciones tales como: se han diseñados para tipos específicos de estado choque (ej. cardiogénico, séptico, hipovolémico), construidos en sub-poblaciones particulares de pacientes (ej. IAM, hemorragia) y usados en escenarios específicos (ej. Trauma, departamentos de emergencias). No existe un modelo predictivo general que permita estimar el riesgo de muerte de los pacientes con choque en la UCI hasta donde revisó las literaturas el autor.

El choque es un trastorno que constituye un problema de salud pública a nivel mundial, con una incidencia y prevalencia en aumento. [17] La mortalidad también permanece elevada en algunos de los tipos más frecuentes, como el séptico.[18] Cuba no está exenta de esta problemática, ya que la primera causa de muerte son las enfermedades cardiovasculares y un alto por ciento de estos pacientes fallecen en choque cardiogénico.[19]

Es necesaria la constante actualización del personal médico sobre el tratamiento de los pacientes con choque para disminuir la tasa de muerte. Se necesita disponer de la información que integre y sistematice los datos existentes sobre el diagnóstico y el tratamiento del paciente en estado de choque. Aproximadamente un 5% de los casos que se admiten en las UCI tienen choque, [20] por ello es imprescindible la lucha por incrementar la supervivencia de estos enfermos. La evaluación pronóstica es indispensable para la atención médica de los pacientes críticos con choque. Las insuficiencias de los modelos pronósticos existentes para estimar con precisión el riesgo de muerte de estos pacientes, junto a la necesidad de incrementar los esfuerzos para reducir la mortalidad, justifica la realización de esta investigación.

La evaluación pronóstica en los pacientes críticos es un elemento esencial de la atención médica. Para ello es preciso identificar los factores de riesgo asociados con la evolución clínica desfavorable y la aplicación de un modelo predictivo. En el caso de los pacientes graves con choque, el conocimiento de los factores pronósticos es indispensable para una estratificación más precisa del riesgo de muerte, establecer los indicadores fiables de la atención médica en las UCI, enfocar los aspectos biológicos y epidemiológicos distintivos asociados con la evolución clínica, así requeridas para los sujetos de alto riesgo; también permite crear planes de prevención y actuar sobre los factores modificables, lo que eleva la calidad de la atención médica.

Problema científico: La investigación propuesta tiene el propósito de contribuir a responder las siguientes interrogantes:

¿Cuáles son los factores de riesgo de muerte en los pacientes con choque admitidos en la unidad de cuidados intensivos (UCI)?

¿Los factores de riesgo identificados permiten predecir el riesgo de muerte en estos pacientes?

Hipótesis de la investigación

La identificación de los factores de riesgo tienen alta capacidad predictiva para estimar la mortalidad en los pacientes con choque admitidos en la UCI.

Novedad y aportes de la investigación

La novedad de la presente investigación consiste en disponer de los factores de riesgo predictivo de muerte, donde se combinan las características generales de los pacientes críticos con las propias de los pacientes con choque.

El **aporte teórico** del estudio radica en la identificación de los factores pronósticos que mejor estiman la mortalidad en los pacientes críticos con choque, los cuales permiten el desarrollo del nuevo modelo matemático predictivo de muerte. También permitirá optimizar la clasificación de los pacientes con choque en la UCI mediante la identificación de los subgrupos de alto riesgo.

El **aporte práctico** deriva del impacto que el modelo matemático predictivo de muerte, específico para pacientes críticos con choque, puede tener como herramienta de estimación pronóstica para el trabajo cotidiano dentro de las UCI, el cual, además, podrá aplicarse al lado de la cama de los pacientes. La conversión de la gravedad del paciente a un sistema numérico, ofrecerá la ventaja adicional de constituir un lenguaje de entendimiento común entre los profesionales que hacen las evaluaciones médicas y contribuir al desarrollo de planes de control de la calidad respecto a los cuidados de salud. Estos aportarás considerables ventajas para la atención de los pacientes en las UCI como la evaluación objetiva del choque y la toma de decisiones médicas. Contribuirá a brindar una atención médica particularizada, acorde a la gravedad del choque. La utilidad en la estratificación del riesgo de muerte puede abarcar las diferentes etapas por las que transcurre un paciente en choque: 1 -) decidir la admisión en la UCI de los pacientes con alto riesgo de muerte y la necesidad de tratamiento intensivo; 2-) distribuir racionalmente los recursos necesarios para la atención médica. Los pacientes con mayor riesgo de muerte son los más graves y consecuentemente requieren mayores recursos materiales y humanos. Lo contrario también es cierto;   3-) decidir hasta qué punto es factible emplear las terapias invasivas de apoyo vital. En los pacientes con altas probabilidades de fallecer, si se toman en consideración otros parámetros de disfunción de órganos y el contexto clínico general, se puede considerar la limitación de los esfuerzos terapéuticos y evitar conductas distanásicas; y 4-) evaluar la respuesta al tratamiento y decidir el alta de la UCI. Una reducción significativa del riesgo de muerte respecto al ingreso puede considerarse, junto a otros parámetros clínicos y no clínicos, como criterio de alta del paciente de la UCI, pues presupone una estabilidad clínica segura para la atención del paciente fuera de la unidad.

El **aporte social** reside en el beneficio que pueden recibir los pacientes críticos con choque, pues se les puede informar a ellos y a sus familiares sobre el pronóstico de una forma precisa, así como identificar los pacientes de alto riesgo, lo cual permite un tratamiento personalizado. Contribuye con la mejora en la estimación pronóstica y como apoyo al uso de los recursos materiales.

Actualidad y pertinencia: El presente estudio es una parte de la línea de investigación dirigida a perfeccionar el diagnóstico, la estratificación, el tratamiento y pronóstico de los pacientes con choque. Es necesario desarrollar herramientas que optimicen el proceso de atención de los pacientes con choque. En última instancia, el Sistema Nacional de Salud Pública se beneficia por la optimización en el uso de los recursos humanos y materiales implicados en este proceso. La invetigación que se desarrolla constituye el primero de su tipo en Cuba, hasta donde revisó el autor. Responde al acápite 96 de los Lineamientos de la Política Económica y Social del Partido y la Revolución para el período 2021-2026,[22] en relación a elevar la calidad de los servicios médicos, la utilización eficiente de los recursos, el ahorro y la eliminación de gastos innecesarios. Los recursos humanos y materiales que demanda la atención a los pacientes con choque o sus complicaciones, son numerosos. Los costos de hospitalización son elevados, debido a la demanda de recursos humanos y materiales que se requieren; la mayoría de los pacientes permanecen varios días en unidades de atención a pacientes graves, no pocos necesitan apoyo ventilatorio mecánico y alimentación parenteral que elevan aún más los costos.

OBJETIVOS

General

Determinar los factores de riesgos predictivo de muerte para paciente con choque.

Específicos

1. Caracterizar el universo en estudio según variables sociodemográficas.

2. Identificar los factores de riesgos predictivos de muerte para paciente con choque.

3. Evaluar el valor predictivo de los factores de riesgo de muerte.

CAPÍTULO I. MARCO TEÓRICO

Objetivo del capítulo

Este capítulo tiene el propósito de presentar los elementos teóricos fundamentales para el abordaje de la problemática planteada en la introducción del trabajo.

El término choque (en español choque) fue utilizado por primera vez en la literatura médica por el traductor de una obra del cirujano Le Dan, para describir una situación clínica; este concepto se empleó posteriormente para describir una serie de alteraciones anatomofisiológicas en la unidad funcional circulatoria. Durante el siglo XIX, se usaron varias herramientas clínicas para el diagnóstico de este síndrome; las más empleadas fueron la frecuencia o la fuerza del pulso, el nivel de conciencia y la temperatura corporal.[23] Se planteó que la presión arterial baja era la característica central y debía ser la mejor herramienta para definir el choque.[24]

El choque es la incapacidad para proporcionar una perfusión suficiente de sangre oxigenada y sustratos a los tejidos para satisfacer las demandas metabólicas. Se traduce en una hipoxia celular y tisular, dado a la baja entrega de oxígeno, su mayor consumo o su utilización inadecuada. Inicialmente, es un estado reversible, siempre que sea diagnósticado y tratado rápidamente para prevenir la progresión al estado de falla orgánica múltiple y muerte.[1, 2] Es una condición común, que afecta a aproximadamente un tercio de los pacientes en unidades de paciente crítico. Un diagnóstico precoz y preciso puede evitar cerca de la mitad de las muertes por choque que se producen al año (aproximadamente 120 000).[2,3]

Epidemiología

La epidemiología de los pacientes con choque está evolucionando de manera rápida. La mortalidad por choque varía entre 40% y 80%. El reconocimiento precoz del choque es importante pues su morbimortalidad va a depender del estado evolutivo del paciente en el momento del diagnóstico.[5]

A pesar de los avances en medicina, la mortalidad puede llegar hasta un 50 %.[8] Hasta la fecha, la única variable que ha mostrado ser consistente en disminuir la mortalidad, independiente de la causa del choque, es su reconocimiento y manejo precoz.[9]

Las tasas de mortalidad hospitalaria fueron numéricamente más altas en pacientes con choque séptico, seguidas de infarto agudo del miocardio (IAM) con choque cardiogénico y el choque cardiogénico no relacionado con IAM.[10]

En Chile, un estudio multicéntrico detectó una prevalencia de 40% en pacientes con choque séptico, con una mortalidad asociada de 27%.[15]

Fisiopatología

El aporte y la utilización del oxígeno son componentes esenciales para la viabilidad celular y en estos procesos, es decisivo el estado circulatorio, en el cual existe un sector arterial y otro venoso con características hemodinámicas muy diferentes. El arterial, es de altas presiones, alta resistencia y baja capacitancia, mientras que en el sector venoso ocurre todo lo opuesto; por lo que el 64% de toda la volemia del organismo se encuentra contenida en el sector venoso de la gran circulación. Cuando se unen ambos sectores nos encontramos con el lecho capilar, que es donde se efectúa la función fundamental de la circulación: el intercambio entre la sangre y el líquido intersticial.[23]

La vía que debe seguir el oxígeno hasta llegar a las células es larga, por lo que la posibilidades de que se desencadene un mecanismo de la coagulación intravascular, y se afecte la permeabilidad capilar, posibilitando la salida de líquido vascular al espacio intersticial, es elevada, lo que agrava los trastornos circulatorios y crea un círculo vicioso con mayor hipoxia, acidosis metabólica, lesión de la membrana celular y lisosomal, liberación de proteasas y necrosis celular como resultado final.[23]

La inadecuada entrega de oxígeno y nutrientes a los órganos vitales en relación con sus demandas metabólicas que amenazan la vida, se conoce como choque; también se le define como un estado de hipoperfusión tisular que puede obedecer a múltiples causas y conlleva una disfunción orgánica múltiple que predispone a la muerte.[24]

Choque es un síndrome agudo de disfunción circulatoria, caracterizado por síntomas y signos de hipoperfusión tisular generalizada. Aunque sus causas son diversas, el denominador común es una insuficiencia de la circulación para satisfacer las demandas tisulares de oxígeno y otros elementos energéticos, lo que produce primero una alteración difusa del metabolismo celular y, posteriormente, disfunción generalizada de órganos vitales.[25]

El aporte de oxígeno sistémico, es decir, la cantidad de oxígeno suministrada a los tejidos por la sangre arterial, depende de la concentración de hemoglobina en la sangre, de la saturación fraccionada de la hemoglobina por el oxígeno (Sao2), de la cantidad de oxígeno disuelto en la sangre (Pao2) y del gasto cardíaco (GC), este es el producto del volumen sistólico por la frecuencia cardíaca. El volumen sistólico está determinado por la precarga y la poscarga ventricular, así como por la contractilidad de las cavidades cardíacas derechas e izquierdas. La resistencia vascular sistémica (RVS), que es la fuerza que se opone a la contracción cardíaca, está determinada principalmente por el grado del tono vasomotor en los esfínteres de músculo liso precapilares y puede calcularse aplicando la siguiente ecuación, en la cual se relacionan las variables de presión media arterial sistémica (PAM), la presión venosa central (PVC) y el GC.[26]

RVS = (PAM −PVC) ×80/GC

La circulación sistémica está autorregulada en condiciones normales, de manera que cuando aumenta la presión arterial sistémica (PAS), disminuye el diámetro de los vasos para mantener el flujo a un ritmo estable. La relevancia clínica de estas relaciones se evidencia cuando un paciente presenta un descenso del GC, pero un incremento compensador en la RVS mantiene una PAM prácticamente normal. A pesar de que la presión arterial es casi normal, el paciente se encuentra, no obstante, en un estado de «choque oculto» debido a la hipoperfusión tisular. Los mecanismos compensadores son específicos de cada órgano. El flujo sanguíneo a órganos como el corazón y el cerebro está regulado cuidadosamente y se mantiene a lo largo de un margen amplio de presión arterial. Sin embargo, en otros órganos como el intestino o el hígado, el mantenimiento de la autorregulación no está tan ajustado.[27]

El consumo de oxígeno sistémico, que es la cantidad de oxígeno consumido por el cuerpo por minuto, se calcula como el oxígeno aportado al organismo multiplicado por el cociente de extracción de oxígeno sistémico. La demanda de oxígeno es la cantidad de oxígeno que necesitan los tejidos para evitar el metabolismo anaerobio. En condiciones normales, el aporte de oxígeno sistémico es suficiente, de manera que el consumo de oxígeno sistémico no se ve alterado ni depende de cambios en el aporte. Sin embargo, si el aporte de oxígeno sistémico desciende por debajo de un valor crítico, un incremento compensador en la fracción de extracción de oxígeno mantiene el oxígeno sistémico en valores adecuados para satisfacer las demandas de oxígeno del organismo. Cuando esta respuesta compensadora en la fracción de extracción del oxígeno es inadecuada para satisfacer las demandas de oxígeno sistémico, el metabolismo aerobio pasa a ser anaerobio, menos eficiente, dando lugar al agotamiento del adenosina trifosfato (ATP) y de las reservas de energía intracelulares.[24]

Como consecuencia se produce acidosis intracelular y la glucólisis anaerobia conduce a la producción de lactato. Por debajo de este valor crítico de aporte de oxígeno sistémico, el consumo de oxígeno depende del aporte sistémico, en una relación que se denomina dependencia fisiológica del aporte de oxígeno.[25]

Clasificación

El choque recibe diversas denominaciones según su origen: hemorrágico o hipovolémico, cardiogénico, distributivo y obstructivo vascular. Sin embargo, el cuadro clínico y las alteraciones patológicas son similares, debido a la insuficiencia circulatoria generalizada.

Clasificación del choque.[27]

Teniendo en cuenta su etiología y los diferentes mecanismos que conducen a su presentación, el choque se clasifica de la siguiente manera:

Choque Hipovolémico:

* Hemorragia externa:

  • Traumatismo,

  • Sangrado gastrointestinal.

* Hemorragia interna:

  • Hematomas,

  • Hemotórax,

  • Hemoperitoneo.

*   Pérdidas plasmáticas:

    •   Quemaduras.

*   Pérdidas de fluidos y electrolitos:

    •   Diarreas,

    •   Vómitos,

    •   Ascitis.

Choque Cardiogénico:

*   Arritmias,

*   Infarto del miocardio,

*   Miocardiopatías,

*   Insuficiencia mitral,

*   Comunicación intraventricular (CIV)

Choque Obstructivo:

*   Neumotórax,

*   Taponamiento pericárdico,

*   Pericarditis constrictiva,

*   Estenosis mitral o aórtica.

Choque Distributivo:

*   Séptico,

*   Anafiláctico,

*   Neurogénico,

*   Por drogas vasodilatadoras

*   Insuficiencia adrenal aguda.

A.- Choque Hipovolémico

Caracterizado por disminución efectiva de volumen circulante intravascular relacionado con pérdida de sangre, plasma y/o líquido y electrolitos; estos fenómenos conducen a hipotensión arterial y disminución del volumen diastólico de llenado.

El organismo se defiende con vasoconstricción para mantener la presión arterial temporalmente; sin embargo, si no se remplaza el volumen perdido, la hipotensión se acentúa al igual que la resistencia arterial y venosa periférica, lo que produce un colapso a nivel de la microcirculación con la consiguiente hipoxia progresiva, produciendo un desbalance entre el aporte y la necesidad de oxígeno en los tejidos; de mantenerse esta alteración lleva a la isquemia celular y a la muerte.

B.- Choque Cardiogénico: Se relaciona directamente con la falla de la bomba cardiaca con alteración de la contractibilidad miocárdica funcional o estructural. Implica por lo menos de 30% a 40% de pérdida de miocardio funcional. El infarto miocárdico agudo que se acompaña con choque moderado a severo, tiene una mortalidad asociada del 80% al 90%. El 10% aproximadamente de pacientes con infarto miocárdico agudo presentan choque cardiogénico, desarrollándose este dentro de las primeras 24 horas en el 50% de los casos.

C.- Choque Obstructivo: Las diferentes causas mencionadas en la clasificación presentada, originan evidente reducción del gasto cardiaco, que de acuerdo a la severidad del cuadro pueden desencadenar el síndrome del choque. El taponamiento cardiaco, el neumotórax y la embolia pulmonar aguda requieren manejo de emergencia con diagnóstico y tratamiento inmediato; debe practicarse pericardiocentesis para el taponamiento cardiaco, anticoagu-lantes y trombolíticos en caso de embolia pulmonar masiva, siendo necesaria en algunas oportunidades la cirugía (embolectomía); así como el inmediato drenaje del aire en caso de pneumotórax compresivo.

D.- Choque Distributivo: Las diversas causas mencionadas llevan por diferentes mecanismos fisiopatológicos a disminución de la resistencia vascular sistémica con la hipotensión correspondiente.

Choque Séptico: El síndrome es producido en este caso por acción directa de microorganismos que ingresan al torrente circulatorio o de sus toxinas; sumándose la respuesta inflamatoria del paciente. La superinfección produce liberación exagerada de mediadores que llevan al paciente rápidamente al choque.

Los microorganismos más frecuentemente involucra- dos son los gram-negativos, siendo los más comunes: Echerichia coli, Klebsiella, Proteus y Pseudomonas. Igualmente los cocos gram-negativos: Estafilacoco,Estreptococo.

Del grupo de los anaerobios, el que con mayor frecuencia origina choque séptico es el Bacteroides fragilis.

Los pacientes afectados con mayor frecuencia son aquellos inmunodeprimidos, generalmente en extremos de la vida, diabéticos, afectados con sida, leucemia, infecciones severas de origen digestivo, genitourinario o biliar.La virulencia incrementada del germen igualmente puede constituir un factor importante.

CHOQUE SÉPTICO

PRINCIPALES MECANISMOS HEMODINÁMICOS

1.- SEPSIS:

- Temperatura mayor a 38°C o menor de 36 °C,
- Frecuencia cardiaca mayor de 90 por minuto,

- Frecuencia respiratoria mayor de 20 por minuto,

- PaCO2 menor de 32mmHg,

- Leucocitos: más de 12000/mm3 o menor de 4000 por mm3; más de 10% de células jóvenes.

2.- HIPOTENSIÓN ARTERIAL:

- Presión sistólica menor de 90mmHg,

- Disminución de la presión arterial sistólica mayor de 40mmHg.

3.- HIPOPERFUSIÓN TISULAR:

- Acidosis Láctica,

- Oliguria,

- Alteraciones del estado mental.

FASES EVOLUTIVAS DEL CHOQUE SÉPTICO

- Etapa inicial de desencadenamiento.

- Etapa de compensación por mecanismos homeostáticos eficaces.

- Etapa de descompensación inicial que tiende a la progresión rápida.

- Etapa de descompensación avanzada que conduce ineludiblemente a la muerte pese a los recursos terapéuticos actuales (fase refractaria o irreversible).

* **Choque Neurogénico**

Diferentes causas, como dolor, trauma, factores psicológicos, drogas vasodilatadoras darán lugar a una estimulación exagerada del reflejo vagal que produce choque distributivo con disminución del gasto cardiaco, fenómenos que producen hipotensión arterial y déficit del riego sanguíneo al cerebro con la hipoxia correspondiente.

COMPONENTES RELACIONADOS CON EL SHOK ANAFILACTICO

- Antígeno sensibilizante, casi siempre administrado por vía parenteral.
- Respuesta de anticuerpo clase IgE, sensibilización sistémica de células cebadas y también basófilos.
- Reintroducción de factor sensibilizante, casi siempre por vía sistémica.
- Desgranulación de células cebadas con liberación o generación de mediadores.
- Producción de varias respuestas patológicas por mediadores derivados de células cebadas, que se manifiesta como anafilaxis.

Cuadro clínico

La observación clínica del paciente, así como la realización del examen físico y los estudios auxiliares requeridos, determinan el diagnóstico del síndrome. Dentro del cuadro clínico del paciente se evidencia: [28]

1. Disminución de la tensión arterial: aunque las alteraciones de la perfusión tisular pueden anteceder a la disminución de las cifras tensionales, una tensión arterial baja no siempre significa choque y en ocasiones al inicio del cuadro la tensión puede estar normal o aumentada a causa de la estimulación adrenérgica.

2. Piel pálida, fría y sudorosa: en la circulación periférica la intensa vasoconstricción es la responsable, así como de la aparición de cianosis distal, observada más frecuentemente en los dedos de las manos y pies.

3. Frecuencia cardiaca elevada: como consecuencia de la estimulación adrenérgica, el pulso se torna rápido y fino; no obstante la ausencia de taquicardia no excluye una hipovolemia significativa.

4. Polipnea e hiperventilación: el centro respiratorio responde a la hipovolemia con estos síntomas, manifestándose además la taquipnea

5. Intranquilidad, ansiedad, letargo, confusión, somnolencia y apatía: producto a la reducción de la presión de perfusión cerebral, por disminución de la PAM.

6. Oliguria: la disminución del flujo sanguíneo al riñón reduce la filtración glomerular y así la diuresis produciéndose con gasto urinario inferior a 30 ml/h.

7. Taquicardia, bradicardia, arritmias cardiacas: con gasto elevado.

8. Hipotermia (< 35.6°C) o fiebre (> 38.3°C).

9. El estado mental puede estar normal o comprometido en los casos de mayor severidad: agitación, confusión y coma, debido a la perfusión deficiente al cerebro.

En el choque cardiogénico no es inusual que se presenten distintos tipos de arritmias cardíacas. En la auscultación se pueden escuchar estertores pulmonares húmedos y se debe auscultar con detalle el área cardíaca para detectar la presencia de soplos que nos indiquen complicaciones mecánicas: rotura del tabique interventricular, rotura de músculo papilar.[29]

El diagnóstico precoz de sepsis en los pacientes graves puede ser extremadamente dificultoso. En alrededor de dos tercios de los pacientes que desarrollan sepsis en una unidad de cuidados críticos, los signos aparecen enmascarados por otras patologías. En consecuencia, es necesario un elevado índice de sospecha para lograr un diagnóstico precoz. Aun cuando se haya establecido el diagnóstico probable de sepsis, puede ser muy dificultoso determinar el foco primario.[30]

Pruebas de laboratorio e imagen[30]

El choque requiere una reanimación inmediata antes de realizar las pruebas de laboratorio o los estudios diagnósticos. Tras la estabilización inicial (incluida la administración de glucosa en caso de hipoglucemia) se indican las pruebas de laboratorio necesarias según el tipo de choque. Todos los pacientes con choque pueden beneficiarse de la realización de una determinación basal de la gasometría arterial y del nivel de lactato sanguíneo para valorar la alteración de la oxigenación tisular. La medición de la saturación de oxígeno en sangre venosa mixta ayuda a valorar si el aporte de oxígeno es adecuado. A diferencia de otras formas de choque, los pacientes con sepsis tienen con frecuencia unos valores altos de saturación venosa mixta por la alteración de la función mitocondrial y la incapacidad de los tejidos para extraer oxígeno. Un hemograma completo puede valorar el volumen sanguíneo intravascular tras alcanzarse el estado de equilibrio posterior a una hemorragia. La determinación de los electrólitos en pacientes con choque hipovolémico puede identificar las anomalías producidas por las pérdidas. A los pacientes que presentan un choque distributivo se les deben realizar cultivos víricos y bacterianos para identificar la causa de la infección. Si se sospecha un choque cardiogénico u obstructivo, un ecocardiograma ayuda al diagnóstico, y en caso de taponamiento es útil para colocar un drenaje pericárdico que drene los líquidos. En los pacientes con choque disociativo debe determinarse el agente causal (monóxido de carbono, metahemoglobina). El tratamiento del choque también requiere la monitorización mediante gasometría arterial para determinar la oxigenación, la ventilación (CO_2) y la acidosis, así como una valoración frecuente de los electrólitos séricos, el calcio, el magnesio, el fósforo y el nitrógeno ureico en sangre (BUN).[19,20]

En los servicios de urgencias es esencial la orientación sindromática inicial, de ahí la importancia de que las pruebas complementarias realizadas posibiliten saber el grado de afectación del paciente y el origen del choque.[21]

Entre dichos estudios, no deberían faltar:

1. Hemograma (con recuento y fórmula leucocitaria). Es importante para conocer la situación inmunitaria del paciente, como para orientar en los agentes patógenos responsables del choque séptico (leucocitosis con desviación izquierda en procesos bacterianos, neutropenia en pacientes VIH y en infecciones por brúcela, eosinofilia en parasitosis y choque anafiláctico). La hemoglobina con hematocrito es necesaria en los episodios de choque hipovolémico por cuadro exanguinante, así como en los episodios de hemorragia digestiva.

2. Estudio de coagulación (plaquetas, fibrinógeno, PDF y D-dímero). La trombocitopenia, la disminución del fibrinógeno y la aparición de D-dímero son sugestivos del desarrollo de una coagulación intravascular diseminada (CID), lo que habitualmente refleja una lesión endotelial difusa o trombosis microvascular.

3. Bioquímica básica con glucosa, iones, calcio, urea, cistatina c, creatinina, aspartato aminotransferasa (AST), alanina aminotransferasa (ALT). La hiperglucemia y la resistencia a la insulina son alteraciones casi universales en pacientes sépticos. Colestasis, hiperbilirrubinemia, elevación de las transaminasas, hiperamilasemia y retención del sodio urinario, alteraciones de la función renal son habituales.

4. Marcadores cardíacos, como troponina I, T, isoenzima MB de la creatininfosfoquinasa (CPK-MB), mioglobina y marcadores de fallo cardíaco, como los péptidos natriuréticos tipo B (pro BNP).

5. Marcadores de sepsis tales como interleuquina, pro calcitonina, ferritina, proteína C reactiva, leucograma y el lactato sérico: Los niveles altos orientan hacia la existencia de una infección sistémica grave y/o bacteriana en lugar de viral o

inflamatoria, por lo que son de utilidad para el tratamiento, indicación de antimicrobianos y para valorar la evolución de dichos cuadros. Valores de PCR > 20 mg/l y PCT > 2 ng/ml orientan a infección de origen bacteriano y sepsis grave. En cambio, cifras de PCR < 8 mg/l y PCT < 0,5 ng/ml disminuyen la probabilidad de bacteriemia, con sepsis por debajo de 1% - 2%. La PCR está considerada actualmente como el marcador más específico y precoz en infección bacteriana-sepsis.[31]

6. Gasometría arterial o venosa. Con ella se objetivan cambios como la aparición de hipoxemia, acidosis metabólica, consumo de bicarbonato y un exceso de bases negativo.

7. Examen de orina. Es importante en los cuadros sépticos sin foco aparente (cabe tener siempre en cuenta la prostatitis en el varón y la pielonefritis en las mujeres), además de ser el foco de sepsis más frecuente en los pacientes mayores de 65 años.

8. Electrocardiograma. Habitualmente se observa una taquicardia sinusal, pero puede encontrarse cualquier tipo de alteración del ritmo, así como alteraciones en el segmento ST y onda T, debido a las posibles alteraciones iónicas y metabólicas que se dan en todos los pacientes con choque. Es de especial interés en el choque cardiogénico secundario a cardiopatía isquémica.

9. Hemocultivos. Dado que el choque séptico es el tipo más frecuente, es importante intentar realizar un diagnóstico microbiológico mediante hemocultivos, en primer lugar, además de otras muestras biológicas en función del foco.

10. Rayos X de tórax y ecocardiograma Doppler.[32]

11. La Tonometría gástrica: es un proceder que permite la estimación del pH intramucoso (pHi); método valioso para el seguimiento de la resucitación, ya que, en forma bastante sencilla y poco invasiva, permite estimar la perfusión tisular.[31]

12. Ecografías y tomografías de abdomen: seguida por la aspiración guiada si se detecta un área sospechosa, con el objetivo evaluar los lugares más comunes de infección que conducen al aparecimiento de un choque séptico.[32]

13. El catéter de la arteria pulmonar o catéter de Swan-Ganz (CSG) ha sido por mucho tiempo el método diagnóstico de elección en ChC. Si bien, aún existe debate del beneficio sobre su impacto en los desenlaces de los pacientes, [16] no hay duda que puede desglosar el choque y caracterizar el fenotipo. Respecto a esto último, alrededor de 85% de los casos tienen el fenotipo clásico o «frío y húmedo», caracterizado por IC bajo, RVS y PC elevadas. Sin embargo, como se comentó antes, puede haber fenotipos con RVS normales o disminuidas y PC normal.[2] En la presencia de falla ventricular derecha asociada a un IAM (10-15%), el patrón hemodinámico característico es el aumento de la presión de la aurícula derecha (presión venosa central o PVC) y un radio aurícula derecha/PC > 0.8.[17]

El ecocardiograma es otra arma diagnóstica a la cabecera del sujeto. Para determinaciones de urgencia, el modo bidimensional (2D) y el modo-M pueden demostrar la mayoría de las anormalidades. En el escenario de un ChC como complicación de un IAM, se podrá observar la reducción de la función del VI, inclusive del ventrículo derecho (dilatación, movimiento paradójico, McConell, excursión sistólica del anillo tricuspídeo [TAPSE por sus siglas en inglés] disminuida). Además, agregar el método Doppler nos aportará información como regurgitación mitral aguda y complicaciones mecánicas como ruptura de la pared libre del VI, ruptura septal ventricular y ruptura de músculos papilares. Otros datos ecocardiográficos obligados a explorar son la función diastólica (como el tiempo de desaceleración mitral ≤ 140 ms = equiparables a ≥ 20 mmHg de PC), el GC y el volumen sistólico (Doppler pulsado a través del tracto de salida del ventrículo izquierdo [TSVI] y la medición del tiempo de medición integral.[19]

Complicaciones[34, 35]

La hipoperfusión tisular con la consiguiente reducción del aporte de oxígeno y glucosa a la célula y la liberación de mediadores de la respuesta inflamatoria conducen a un déficit energético celular que finalmente provoca disfunción e insuficiencia de sistemas orgánicos, ocasionando complicaciones propias de este síndrome, entre las que se encuentran:

1. Respiratorio: en los capilares pulmonares se acumulan complejos inmunes y factores celulares que causan agregación de neutrófilos y plaquetas, con incremento de la permeabilidad capilar; afectación de la arquitectura pulmonar y aparición de lesión pulmonar aguda o síndrome de dificultad respiratoria aguda.

2. Riñones: la vasoconstricción compensadora del choque distribuye el flujo de sangre en el riñón hacia el área de la médula y cortical profunda, ocasionando: incapacidad para concentrar la orina, muerte celular en parches, necrosis del epitelio tubular y finalmente insuficiencia renal.

3. Corazón: habitualmente su función se conserva hasta estadios avanzados, cuando la presencia del lactato, radicales libres y otros factores humorales liberados por las células isquémicas causan disminución de la contractilidad y disfunción cardiaca.

4. Intestino: con frecuencia y de forma precoz se produce una vasoconstricción intestinal intensa con ausencia o reducción importante del flujo sanguíneo a las vellosidades. Este cuadro puede persistir aunque la macrocirculación sea restablecida provocando alteración de la función de barrera del intestino y translocación bacteriana, lo que favorece la aparición de disfunción orgánica múltiple.

5. Hígado: el hígado tiene una microcirculación compleja y puede ser dañado tanto por la hipoperfusión como por la reperfusión que ocurre en la etapa de recuperación del choque causando insuficiencia de las funciones de síntesis hepática.[34, 35]

Tratamiento

El objetivo del tratamiento inicial es restablecer la perfusión microvascular y global hasta valores que mantengan la respiración celular aerobia. En diversos ensayos aleatorizados se han demostrado reducciones significativas y constantes de la mortalidad cuando el choque se invierte intensivamente antes de que se desarrolle fracaso orgánico. Una vez puesto en marcha este tratamiento inicial, el diagnóstico definitivo conduce hacia una terapia más específica basada en la etiología del choque.[36]

Una vez diagnosticado el estado de choque y siempre que sea posible, estos casos deben ser tratados en una UCI donde es necesario:

1. Identificar y controlar los factores responsables del choque. Es de importancia fundamental el control de los sangramientos.

2. Permeabilizar la vía aérea y mantener la ventilación y oxigenación (PaO2> 70 mm Hg).

3. Administrar volumen para recuperar el déficit circulatorio.

4. Corregir las alteraciones ácido-básicas y electrolíticas.

5. Colocar al paciente en posición horizontal con los miembros inferiores ligeramente elevados para incrementar el retorno venoso y garantizar la perfusión cerebral.

6. Abordaje venoso para poder monitorizar la PVC y tener una guía para el aporte del volumen. En pacientes con enfermedades cardiovasculares o respiratorias puede ser necesaria la colocación de un catéter de flotación y utilizar el valor de la PCAP para orientarnos en la cantidad de líquidos a administrar.

7. Monitorizar los signos vitales incluyendo tensión arterial, pulso, temperatura, frecuencia respiratoria, estado de conciencia, volumen de orina y la PVC y PCAP ya mencionadas.

8. Colocar catéter vésical para vigilar horariamente el volumen de la diuresis que debe tratar de mantenerse en 1 ml/Kg/hora o más.

9. Colocar sonda nasogástrica y realizar aspiraciones. No administrar alimentos o medicación enteral. Tampoco utilizar fármacos en inyecciones intramusculares o subcutáneas.

10. Mantener al paciente abrigado para evitar las pérdidas de calor.[37]

Los objetivos principales en el manejo del choque hipovolémico están encaminados al control de la causa que provoca estas pérdidas de volumen y así la restauración del volumen intravascular para garantizar la perfusión tisular y el transporte de oxígeno a los órganos vitales con el fin de cubrir los requerimientos metabólicos.[37]

El manejo integral del choque séptico debería perseguir los siguientes objetivos: erradicar el microorganismo causal, proveer al paciente de las medidas de soporte vital necesarias, neutralizar las toxinas microbianas y modular la respuesta inflamatoria del huésped.[37]

El tratamiento de estos pacientes necesita de: [38]

1. Diagnóstico Microbiológico: Tomar muestra para hemocultivos en el momento del diagnóstico del Choque Séptico, o al menos en la primera hora, pero antes de iniciar tratamiento con antimicrobianos. Tomar cultivo de fluidos del aparato afectado que genera el Choque.

2. Antimicrobianos: El tratamiento con antimicrobianos tiene que iniciarse en la primera hora después de reconocido el síndrome y haber sido tomadas las muestras para cultivos. Recordar que el inicio tardío del tratamiento antimicrobiano está asociado a desenlaces fatales.

3. Control de la Fuente: En caso necesario drenar abscesos, desbridar heridas necróticas, retirar dispositivos potencialmente sépticos, etc. Asumir conducta específica en dependencia del cuadro clínico.

4. Uso de vasopresores: Está indicado su uso cuando falla el reemplazo de volumen en aras de sostener o incrementar la Tensión Arterial y mejorar la perfusión hística; de elección: Norepinefrina o Dopamina.

5. Uso de Inotrópicos: La dobutamina, es recomendada en pacientes con evidencia de disminución del gasto cardiaco (GC) dependiente de la Contractilidad del miocardio, dosis recomendada 5 – 20 µcg/kg/min.

6. Uso de esteroides: Se utilizará Hidrocortisona 300mg/d IV. Las dosis de esteroides superiores a las recomendadas, parar el tratamiento del choque séptico son inefectivas y perjudiciales.[38]

Lo más importante en el choque cardiogénico es el reconocimiento precoz del cuadro, tratar de identificar sus causas y coordinar tratamiento intervencionista, en este último es importante el uso de: [39]

1. Agentes inotrópicos y vasopresores (dobutamina, dopamina, milrinona, epinefrina, norepinefrina y fenilefrina).

2. Analgésicos (Con meperidina, la morfina no está indicada).

3. Trombolisis.

4. Soporte mecánico (balón de contrapulsación, dispositivos percutáneos de asistencia al ventrículo izquierdo, oxigenador de membrana extracorpórea).

5. Estrategias de repercusión (angioplastia o cirugía).

6. Marcapasos externos de ser necesario.

7. Diuréticos endovenosos si edema pulmonar y presión capilar en cuña de la arteria pulmonar (PCAP) elevada.

8. Restauración del flujo coronario (reperfusión- revascularización).

9. Angioplastia transluminal en el caso de los pacientes con IMA.[40]

Por otra parte, el tratamiento etiológico de los pacientes con choque cardiogénico establece:

1. Neumotórax a tensión o hemotórax masivo: Pleurotomía mínima media.

2. Taponamiento cardiaco: Pericardiocentesis.

3. Pericarditis aguda: Manejo con ácido acetil salicílico (AAS) y antiinflamatorios no esteroideos.

4. Rotura de pared libre ventricular: Tratamiento quirúrgico cardiovascular.

5. Tromboembolismo pulmonar: Trombolisis sistémica.[19, 20]

En el caso de los pacientes con IMA se le realiza una toma de ventrículo derecho: la terapéutica inicial incluye aumentar el llenado ventricular con volumen. Se utilizan bolos de solución salina de 100-200 ml, siempre con control estricto de la PVC.[40]

PRONÓSTICO

Ninguna parte del cuerpo puede vivir sin un adecuado aporte de oxígeno y nutrientes por un periodo indefinido de tiempo. Si no se detiene el proceso va a acabar siendo irreversible, con lesiones graves de los diferentes órganos, muerte de las células de estos órganos y provocar finalmente la muerte de la persona.

El choque tiene un mal pronóstico si no se detecta y se trata precozmente. Inicialmente el cuerpo pone en marcha una serie de mecanismos compensadores de forma refleja o automática para intentar amortiguar la falta de aporte de sangre a los diferentes órganos. Sin embargo, si persiste la causa desencadenante de la situación llega un momento que no es posible compensar durante más tiempo y se produce disfunción múltiple de órgano.

ÍNDICES PRONÓSTICO GENERALES MÁS USADOS PARA LA VALORACIÓN DE PACIENTES GRAVES EN UNIDADES DE CUIDADOS INTENSIVOS

La identificación de los factores pronóstico, sobre la base de estudios observacionales poblacionales, se utiliza para la construcción y validación de índices pronóstico que son escalas con las cuales se pretende unir toda la información de un enfermo otorgándole a cada aspecto más o menos peso, según su importancia, para lograr un número que permita, al médico de asistencia, tener una idea global del pronóstico del paciente y obrar en consecuencia.[41]

En el ámbito de la Medicina Intensiva cobra particular interés estimar el impacto de las diferentes enfermedades sobre las reservas fisiológicas del enfermo, para así estratificar los pacientes en categorías de riesgo. Con este fin se utilizan diferentes modelos de predicción en las unidades de cuidados intensivos (UCIs), con una amplia gama de propósitos.[42]

Importancia de la aplicación de índices pronósticos en medicina intensiva

La aplicación de los sistemas pronóstico a nivel individual y poblacional es de vital importancia pues permite clasificar y estratificar nuevos pacientes en categorías pronósticas o de riesgo, en función de los resultados más importantes que pueden medirse en la UCI (mortalidad, complicaciones, disfunción de órganos, duración de la estadía, grado de discapacidad, secuelas a largo plazo y calidad de vida). Dichos sistemas contribuyen a estimar y comparar la calidad de la asistencia proporcionada en las diferentes instituciones, guiar la planificación de recursos para la asistencia a nivel local, investigar la capacidad técnica y asistencial de los servicios e identificar las formas de tratamiento más efectivas de acuerdo con el grado de gravedad de los enfermos. En el ámbito investigativo contribuyen al desarrollo de investigaciones clínico-epidemiológicas basadas en los resultados más relevantes a estimar en el paciente crítico en términos de evolución y pronóstico; sustentados en criterios de consenso y a mejorar la selección de pacientes para la realización de ensayos clínicos.

DESCRIPCIÓN DE LOS PRINCIPALES ÍNDICES PRONÓSTICOS GENERALES

Acute and Physiology and Chronic Health Evaluation (APACHE)

- APACHE I (1981): se desarrolló originalmente por William A. Knaus, del Centro Médico de la Universidad «George Washington» y fue el primer modelo de mortalidad basado en las alteraciones fisiológicas del paciente en la UCI.[43]

Es un sistema sustentado en la hipótesis de que la gravedad puede medirse mediante la cuantificación del grado de anormalidad fisiológica de múltiples variables.

El APACHE enfocó su atención en los siete mayores sistemas fisiológicos del organismo: cardiovascular, renal, gastrointestinal, respiratorio, hematológico, metabólico y neurológico.[4] Las variables se seleccionaron por un panel de expertos y mediante un proceso de grupos nominales para elegirlas y darle valor.[44]

La versión inicial, conocida hoy como APACHE I, incluyó 34 variables disponibles al ingreso o para obtenerse como máximo durante las primeras 32 horas del ingreso. La suma de las puntuaciones ofrecía el llamado índice fisiológico agudo, conocido en idioma inglés como *Acute Physiology Score* (APS).[45] La valoración de estas puntuaciones se basa en una escala de cero a cuatro puntos.[3]

- APACHE II (1985): los investigadores a cargo del APACHE publicaron la segunda versión del modelo de riesgo, conocida como APACHE II. Es el índice de gravedad más ampliamente utilizado en el mundo. El número de variables fisiológicas se redujo a 12.[46]

A 11 de estas variables se asignan valores de 0 a 4 puntos según el grado de desviación respecto al estado normal, que se puntúa como cero. El cálculo correspondiente a la escala de coma de Glasgow (ECG) se realiza restando de 15 el valor obtenido en la ECG para el paciente en estudio. La determinación tiene lugar en las primeras 24 horas del ingreso, y se escoge el resultado más desfavorable de cada variable durante ese periodo.[6, 47]

El APACHE III incluye variables muy parecidas a las de la versión anterior. Es la suma de un componente de enfermedad aguda, denominado APS III o APACHE III *Physiologic Scoring*, que evalúa las alteraciones neurológicas, ácido-base, de los signos vitales y las pruebas de laboratorio. También toma en consideración un componente de enfermedad crónica que incluye a la edad y el estado de salud previo.

Resulta muy similar al APACHE II, pero incorpora la valoración de la procedencia y nuevas variables, (albúmina, bilirrubina, nitrógeno ureico en sangre, glucosa y volumen urinario) cuyo peso fue atribuido por la opinión de expertos y un análisis estadístico univariado. La amplitud de las proporciones de las edades se reevaluaron y los estados crónicos de salud fueron reducidos a siete condiciones. Se incluyeron definitivamente 78 categorías de 212 exploradas durante la construcción del modelo. [7] Todos los estudios demostraron una buena discriminación del modelo.[41]

- APACHE IV (2006): es la última versión del APACHE. Se desarrolló con datos de 110 558 pacientes atendidos en 104 UCIs de 45 hospitales de EEUU. Consta de 142 variables seleccionadas por la técnica estadística de regresión logística múltiple.[19] En APACHE IV, en los pacientes en que se carecía de pruebas de laboratorio, se utilizaron aquellas del día más cercano al momento de ingreso a la UCI. El modelo introduce un nuevo método para medir el tiempo de hospitalización y para valorar neurológicamente a pacientes con sedación y analgesia, mediante el uso de indicadores que cubren un periodo de 12 h previas a ella y del empleo del *Glasgow Verbal Score*, cuando la respuesta verbal no puede evaluarse (ej., en enfermos intubados). [5,8] El cambio esencial consiste en la introducción de nuevas categorías. Para pacientes sin derivación coronaria, el número de categorías se incrementa de 94 a 116.[8]

***Simplified Acute Physiology Score* (SAPS)**

- SAPS (1984): es un sistema elaborado por Jean Roger Le Gall y colaboradores, del hospital «Henri Mondor» en Francia. Incluye un conjunto de parámetros fisiológicos, y se esfuerza en alcanzar igual nivel de capacidad predictiva que el

APACHE, pero de forma más sencilla. [20] Se estimó sobre la información obtenida de 679 pacientes ingresados en ocho UCIs francesas; de los cuales el 40% correspondieron a casos quirúrgicos. Para su construcción se empleó el criterio de expertos.[21]

Se basa en una puntuación entre cero y cuatro, de 14 variables (frecuencia cardiaca, presión arterial sistólica, temperatura, frecuencia respiratoria/ ventilación mecánica, volumen urinario, nitrógeno ureico, hematocrito, leucocitos, glucosa, potasio, sodio y bicarbonato y ECG) de condición obligatoria en todo enfermo estudiado, y constituye una «simplificación» del estado fisiológico, porque puede aplicarse cualquier día y de forma retrospectiva. La edad también se considera en el modelo. En la evaluación de estas variables se asigna un valor fijo de tres puntos a los pacientes ventilados y en ellos no se toma en cuenta la frecuencia respiratoria.[20, 21]

Este sistema, al igual que el APACHE, evalúa el peor valor que se obtiene en las 24 h de ingreso en la UCI; los valores no obtenidos de una variable se consideran normales y se ponderan como cero.

- SAPS II (1993): Le Gall y colaboradores, mediante el empleo de la regresión logística, presentaron la actualización del SAPS. El índice es el resultado del análisis de 13 152 pacientes seleccionados de 137 UCIs de 12 países del mundo, en el cual se excluyeron a los pacientes menores de 18 años, coronarios y con operación cardiovascular.[22]

El SAPS II incluye 17 variables: 12 variables fisiológicas, la edad, el tipo de ingreso (médico, quirúrgico programado o urgencia quirúrgica) y tres variables relacionadas con enfermedades subyacentes (sida, neoplasia hematológica y cáncer metastásico).

Sus resultados demuestran que es superior al SPAS original y cuenta con buena discriminación y calibración.[9, 10,22]

- SAPS III (2005): en el año 2005 se creó un modelo SAPS completamente nuevo. Para la selección de las variables y la estimación de su peso, se utilizaron técnicas estadísticas complejas con el empleo de una base de datos de una población de 16 784 pacientes ingresados consecutivamente en 303 UCIs de 35 países mayoritariamente europeos, pero con participación importante del resto del mundo, fundamentalmente de América Central, del Sur y Australasia.[23]

El SAPS 3 incluye 20 variables divididas en tres subíndices: características del enfermo antes del ingreso (edad, condición de salud previa, comorbilidades, ubicación en el hospital, días de estancia hospitalaria y opciones terapéuticas antes del ingreso en la UCI), circunstancias del ingreso (motivo(s) de ingreso, localización anatómica de la intervención quirúrgica (si es aplicable), si el ingreso es planificado o no, presencia o sospecha de infección, y condición quirúrgica al ingreso) y presencia y grado de alteración fisiopatológica al ingreso en la UCI (en un intervalo desde 1 h antes hasta 1 h después del mismo): menor puntuación de la escala del coma de Glasgow, mayor frecuencia cardiaca, menor tensión arterial sistólica, mayor valor de bilirrubina, mayor temperatura corporal, mayor valor de creatinina, mayor cuenta leucocitaria, menor número de plaquetas, valor más bajo de pH, y soporte ventilatorio y oxigenación. La puntuación total puede variar desde 0 hasta 217; el valor mínimo observado ha sido de 5 y el máximo de 124. A diferencia de otros índices posee una ecuación para la predicción de la mortalidad hospitalaria validada para siete regiones geográficas del mundo.[23, 24]

Mortality Prediction Model (MPM)

- MPM (1985): modelo desarrollado por Stanley Lemeshow y Daniel Teres, que usa la regresión logística múltiple en la selección de variables con más capacidad predictiva de mortalidad hospitalaria; para determinar así los coeficientes de ponderación asociados con cada una de las variables seleccionadas, y para el posterior refinamiento del peso aritmético de estos coeficientes. Se basa en datos de 5 815 pacientes atendidos en una UCI norteamericana.[25]

Consta de un modelo final con siete variables a obtener al ingreso (coma/estupor, emergencia al ingreso, cáncer, infección, número de órganos en fallo, edad y presión arterial sistólica) y otras siete, en las primeras 24 h (coma/estupor, infección, ventilación mecánica, choque, emergencia al ingreso, edad y número de órganos en fallo).[25]

- MPM-II (1993): apareció como una nueva versión del MPM, denominada MPM-II. Se construyó y validó sobre información obtenida de 19 124 pacientes críticos de 137 hospitales de 12 países de Europa y EEUU.[26]

Inicialmente se subdividió en dos modelos, MPM II-0, que contiene 15 variables y MPM II-24; con cinco variables del ingreso y ocho adicionales, para estimar la probabilidad de mortalidad en el hospital al momento de ingreso en la UCI y a las 24 horas de estancia, respectivamente. Al año siguiente, en 1994, se desarrollaron dos modelos adicionales, MPM II-48 y MPM II-72, para las 48 y las 72 horas. El MPM II-0 proporciona una estimación de la probabilidad de mortalidad hospitalaria antes de que comience el tratamiento en la UCI, lo cual es útil para evaluar su rendimiento y para estratificar los pacientes, previamente a la asignación, en ensayos clínicos. Consta de 15 variables fácilmente obtenibles, agrupadas como fisiológicas, diagnósticos crónicos, diagnósticos agudos y otras como la edad, resucitación cardiopulmonar previa al ingreso, ventilación mecánica artificial y operación. [26]

El MPM II-24 incluye 13 variables, de las que 5 ya se encuentran en el MPM-0, y por tanto se obtienen en el momento del ingreso. Requiere la recogida de sólo ocho variables adicionales a las 24 horas.

Therapeutic Intervention Scoring System **(TISS)**

Diseñado en 1994, por Cullen y Civetta, es uno de los sistemas de valoración más antiguos. Tiene como objetivo cuantificar el esfuerzo terapéutico aplicado a los pacientes que ingresan en las UCIs y se fundamenta en el hecho de que a mayor gravedad del proceso crítico que sufre el enfermo, mayor número de intervenciones terapéuticas se deberán realizar, de modo que el valor de la suma de todas ellas será más elevado.[28] El sistema consta de 76 posibles intervenciones terapéuticas o de monitorización, puntuadas con 1, 2, 3 o 4 puntos en función de su complejidad, esfuerzo requerido y la agresividad del procedimiento. A pesar de su utilidad, la valoración de la severidad de enfermedad desde la óptica de la intensidad del tratamiento administrado es un enfoque que se utilizó inicialmente, pero en la actualidad puede considerarse como superado por la existencia de escalas más precisas diseñadas especialmente para este cometido. La razón más importante por la que continúa vigente, es por ser un sistema que valora adecuadamente la complejidad del tratamiento de los pacientes ingresados en las unidades de cuidados intensivos.[28]

CAPÍTULO II. DISEÑO METODOLÓGICO

En el presente capítulo se expone el diseño general del estudio donde se delimitó la población sustentada en los criterios de inclusión y exclusión, el contexto y período en los que se desarrolló la investigación, las variables y su operacionalización, las técnicas y procedimientos, y análisis estadístico, así como las consideraciones éticas.

2.1 Diseño y contexto del estudio

Determinar los factores de riesgos predictivo de muerte para paciente con choque.

Se realizó un estudio observacional, longitudinal y prospectivo durante acerca factores de riesgo de muerte predictivos en paciente con choque, durante dos años en el período de diciembre del 2021 hasta mismo mes del 2023 en la UCI8b del Hospital Clínico Quirúrgico "Hermanos Ameijeiras" (HHA).

2.2 Universo y muestra del estudio

En la UCI se admitieron 763 pacientes durante el tiempo que duró la investigación, se excluyeron 439 pacientes. Luego de considerar los criterios de inclusión y de exclusión, la muestra quedó conformada por 324 pacientes. En la figura 1 se representa el diagrama de flujo de los pacientes participantes en el estudio.

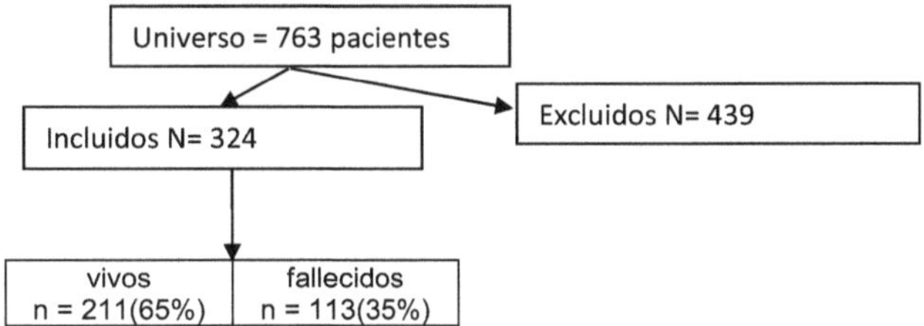

2.3 Criterios de inclusión

- Pacientes mayores a 18 años de edad admitidos en la UCI durante el tiempo de investigación.

2.4 Criterios de exclusión

1. Estadía en la UCI inferior a 24 hrs.

2. Los casos que negaron su autorización a participar en el estudio.

3. Gestantes.

4. Pacientes admitidos en la UCI para cuidados al final de la vida.

2.5 Operacionalización de las variables

2.5.1 Variables

Se exponen las variables estudiadas, la clasificación y su respectiva operacionalización.

En la tabla 1 se resumen las variables utilizadas como posibles predictoras de muerte en el estudio, su clasificación, definición y nivel de medición.

Cuadro 1. Clasificación y descripción de las variables predictoras.

Variables	Clasificación	Descripción	Nivel de Medición
Edad	Cuantitativa discreta	Según los años de vida cumplidos	Años
Sexo	Cualitativa nominal dicotómica	Según sexo biológico	Masculino Femenino
Estado nutricional	Cualitativa ordinal	Se valoró de acuerdo con el índice de masa corporal (IMC) según el índice de Quetelet. IMC (kg/m2) = Peso (kg) / Talla en (m^2)	Bajo Peso IMC < 18,5 Normo Peso IMC18,5-24.9 Sobrepeso IMC25-29.9 Obeso IMC≥ 30
Tipo de paciente	Cualitativa nominal politómica	Según la condición médica del paciente al ingreso en la UCI	No quirúrgico Quirúrgico electivo Quirúrgico emergencia

	Cualitativa nominal dicotómica	Según estados al egreso al de cuidados intensivos	Vivo Fallecido
Estado al egreso	Cualitativa nominal dicotómica	Según estados al egreso al de cuidados intensivos	Vivo Fallecido
Estadías hospitalaria previo ingreso en UCI	Cuantitativa discreta	Según el tiempo de hospitalización del paciente estimado en días en UCI.	Días
Motivo ingreso	Cualitativa nominal politómica	Según el trastorno que motivó el ingreso	Trastornos del ritmo Choque hipovolémico Otro choque Abdomen agudo Pancreatitis aguda grave Trastornos de consciencias Focalización neurológica Convulsiones Efecto de masa Fallo hepático Fallo digestivo
Tipos de choque	Cualitativa nominal politómica	Según clasificación clásica	Hipovolémico Cardiogénico Séptico Obstructivo Mixto/indefinido
Variedad fisiopatológica	Cualitativa nominal Dicotómica	Según clasificación fisiopatológica	Distributivo No distributivo
Comorbilidades asociadas	Cualitativa nominal politómica	Se consideraron aquellas que tenían el diagnóstico en sus antecedentes patológicos personales y llevaran algún tipo de tratamiento tales como: Diabetes mellitus. Hipertensión arterial. Cardiopatía isquémica. Enfermedad cerebrovascular. Enfermedad renal crónica.	Enfermedad renal crónica Insuficiencias cardiacas congestiva clase III-IV Arritmia Cardiopatía isquémica Enfermedad Cerebrovascular Diabetes mellitus Hipertensión arterial
PAS	Cuantitativa discreta	Según registro del esfigmomanómetro	mmHg
PAD	Cuantitativa discreta	Según registro del esfigmomanómetro	mmHg
PAM	Cuantitativa discreta	Según formula PAM igual a (PAS+2*PAD)/3	mmHg

FC	Cuantitativa discreta	Según el conteo de los latidos por minutos del pulso arterial radial	Latidos por minutos
PVC	Cuantitativa discreta	Según escala de medición desde cateterismo central yugular o subclavio	Cm de H2O
Escala de Glasgow	Cuantitativa discreta	Según puntuación de respuestas ocular, verbal y motora	3–15 puntos
Sedación	Cualitativa nominal dicotómica	Según uso de la sedación	Si No
Reingreso	Cualitativa nominal dicotómica	Según necesidad de reingreso no planificado en UCI	Sí No
Hemoglobina	Cuantitativa continua	Según resultado de la hemograma completo	Gramos por litros
Leucocitos	Cuantitativa continua	Según resultados de la hemograma completo	Céls/ mm3
Plaquetas	Cuantitativa continua	Según resultados de la hemograma completo	Cel/Mm3
Transfusión antes de ingreso en UCI	Cualitativa nominal	Según el paciente haya recibido transfusión de hemocomponentes antes del ingreso en la UCI	Uds.
Creatinina	Cuantifica continua	Según datos recogidos en la base de datos	Mmol /l
Urea	Cuantifica continua	Según datos recogidos en la base de datos	Mmol /l
Presión parcial de oxigeno	Cuantitativa continua	Según medición hemogasométrica	Mmhg
Relación de la presión parcial de oxigeno entre fracción inspiratoria de oxígeno.	Cuantitativa continua	Según medición hemogasométrica	Mmhg
Presión parcial de dióxido de carbono	Cuantitativa continua	Según medición hemogasométrica	Mmhg
Ph	Cuantitativa continua	Según medición hemogasométrica	uds
Bicarbonato de sodio sérico	Cuantitativa continua	Según medición hemogasométrica	Mmol/l

Bilirrubina total	Cuantitativa continua	Según medición de la química sanguínea	Mmol/l
Albumina	Cuantitativa continua	Según medición de la química sanguínea	g/l
Norepinefrina	Cualitativa nominal dicotómica	Según uso de norepinefrina en el tratamiento	SI No
Dobutamina	Cualitativa nominal dicotómica	Según uso de dobutamina en el tratamiento	SI No
Origen del choque	Cualitativa nominal	Según lugar donde se adquirido el choque	En uci --- Ante de uci-----
Sepsis	Cualitativa nominal dicotómica	Según la presencia de sepsis al ingreso en la UCI, definida según los criterios de la campaña de supervivencia a la sepsis	Sí No
Escala APACHE II	Cuantitativa discreta	Según la puntuación obtenida en la escala APACHE II en las primeras 24 horas de ingreso en la UCI	Puntos
Probabilidad de muerte según SAPS III	Cuantitativa discreta	Según la puntuación obtenida en la escala SAP III en las primeras 24 horas de ingreso en la UCI	Puntos
Escala SAPS III	Cuantitativa discreta	Según la puntuación obtenida en la escala SAP III en las primeras 24 horas de ingreso en la UCI	Puntos
Índice de SOFA	Cuantitativa discreta	Según la puntuación obtenida en la escala SOFA en las primeras 24 horas de ingreso en la UCI	Puntos
Probabilidad de muerte según SOFA	Cuantitativa discreta	Según la puntuación obtenida en la escala SOFA en las primeras 24 horas de ingreso en la UCI	Puntos

Ventilación artificial mecánica invasiva	Cualitativa nominal dicotómica	Según el paciente requirió ventilación artificial mecánica invasiva en las primeras 24 horas de admisión en la UCI	Sí No

AJCC, American Joint Committee; APACHE, Acute Physiology and Chronic Health Evaluation; UCI, unidad de cuidados intensivos. FC (frecuencias cardiaca), (PAS) presión arterial sistólica (PAD) Presión arterial diastólica, (PAM) Presión arterial media, (VAM) Ventilación artificial mecánica, Simplified Acute Physiology Score (SAPS). (Sequential Organ Failure Assessment (SOFA score). Presión venosa central (PVC).

2.5.2. Variable de respuesta

La variable de respuesta fue la "mortalidad en la UCI", definida como el evento de muerte durante la permanencia del paciente en la UCI, independientemente de la causa directa. También se recolectó la estadía en la UCI y la readmisión no planificada en la UCI.

2.6 Recolección de datos

Los datos se recogerán en las primeras 24 horas de admisión de los pacientes en la UCI y se registraron en el Modelo de Recogida de Datos (Anexo 1). Posteriormente, se almacenaron digitalmente en una planilla Excel para implementar el procesamiento estadístico. En los pacientes admitidos en la UCI en más de una ocasión durante la misma hospitalización, se tomaron solo los datos de la primera admisión. De forma general, para ser admitidos en la UCI, el médico de cabecera y el intensivista debieron estar de acuerdo respecto al ingreso en La UCI8B.

2.7 Análisis estadístico

Para todas las variables se utilizaron medidas de resumen. En las variables cualitativas se usó la frecuencia absoluta y el porcentaje; en las variables cuantitativas se empleó la mediana y el 25 – 75% rango intercuartílico (RIQ).

Todas las pruebas de hipótesis estadísticas se consideraron significativas con una prueba bilateral y error tipo I ≤ 0,05. El análisis estadístico se realizó con el programa para análisis estadístico IBM SPSS v. 23 (IBM, Armonk, NY, EE.UU.).

2.7.1 Análisis univariados

Se realizó un análisis univariados para comparar las distribuciones de las variables entre los pacientes vivos y fallecidos. Para las variables cualitativas se empleó la prueba de chi cuadrado (χ^2); si en una tabla de contingencia de 2 x 2 más del 20 % de las frecuencias esperadas fueron≤ 5,se utilizó el test exacto de Fisher. En las variables cuantitativas se usó la prueba U de Mann-Whitney.

2.7.2. Análisis de regresión logística multivariada

En la muestra de estudio, para identificar los posibles factores de riesgo de muerte hospitalaria, se realizó un análisis multivariado de regresión logística binaria (RLB). Se incluyeron las variables que en el análisis univariados tuvieron un p-valor ≤ 0,05. Se garantizó el principio de parsimonia. Para reducir el número de factores de riesgo en los modelos finales, se empleó el procedimiento de selección automática de variables "eliminación hacia atrás". Se utilizó un p-valor para entrar de 0,10 y un p-valor para salir de 0,15. En los resultados del modelo final de RLB, para cada variable predictiva se muestra el coeficiente β de regresión logística con su error estándar, el estadístico de Wald, el odds ratio (OR) con su intervalo de confianza (IC) al 95% y la significación estadística (p-valor).

2.7.3 Rendimiento de los modelos de regresión logística

El rendimiento de los modelos de regresión logística binaria se evaluó mediante la discriminación y la calibración, métodos usualmente empleados para este fin.[42] La discriminación mide en qué medida el modelo permite diferenciar entre los pacientes fallecidos y los egresados vivos. La discriminación se evalúo con el estadístico c, también denominado área bajo la curva ROC (del inglés receiver operating characteristic). Este parámetro estadístico evalúa cada par de observaciones con resultados diferentes y calcula la proporción de veces que el paciente fallecido tenía un riesgo de fallecer superior al esperado, en comparación con lo ocurrido en el paciente que sobrevive. El estadístico c toma valores entre 0,50 (no superior a lanzar una moneda al aire) y 1,00 (el modelo es correcto en un 100%). Un área bajo la curva ROC (AROC) de 0,5 se consideró como ausencia de discriminación; entre 0,51 y 0,69 mala discriminación; entre 0,7 y 0,79 buena discriminación; entre 0,8 y 0,89 muy buena discriminación; de 0,9 o superior excelente discriminación.[43]

La calibración mide la capacidad de un modelo de RLB de generar predicciones que, en promedio, estén próximas a los resultados medios observados. El método utilizado fue la prueba C de Hosmer – Lemeshow, la cual examina la medida en que el porcentaje de muertes observadas se corresponde con el porcentaje de fallecimientos esperados en los 10 deciles del riesgo de muerte esperado. Con estos valores se crea una tabla de contingencia de 10 x 2 para construir un estadístico que sigue una distribución χ^2 con 8 grados de libertad. La ausencia de significación (p-valor > 0,05) indica una buena calibración.[44]

2.8. Consideraciones éticas

El proyecto de esta investigación se aprobó previamente por el Comité de Ética y el Consejo Científico del hospital participante. El estudio se realizó de acuerdo a los principios de la Declaración de Helsinki de la Asociación Médica Mundial, actualizada en Fortaleza, Brasil, en el año 2013.[50] También se actuó según los principios de la ética médica: beneficencia, no maleficencia, autonomía y justicia.

Bajo ningún concepto se revelará la identidad de los pacientes en ningún foro científico o publicación. En todo momento se garantizó la confidencialidad de los enfermos, para lo cual los datos fueron manipulados a través de sus iniciales. Este fue un estudio de diseño observacional, por lo cual no se realizaron procedimientos diagnósticos o terapéuticos adicionales a los correspondientes para la atención médica estándar de los pacientes incluidos. No obstante, dado el carácter prospectivo del mismo, para incorporar a cada paciente al estudio, el mismo debió firmar el consentimiento informado (Anexo 1), documento que explica adecuadamente y con lenguaje claro, los objetivos, beneficios y riesgos de la investigación. En caso que el paciente estuviera incapacitado mentalmente para comprender el contenido del consentimiento informado (ej. trastorno neurológico, sedación, otros), el mismo se firmó por su representante legal o familiar de primer grado.

RESULTADOS

En la tabla 1 muestra la caracterización del universo en estudio donde la edad tuvo una mediana de 60,14(DE 13,996) años en los vivos y en los fallecidos 63,53 (DE 14,864). La distribución de género fue de predominio en la mujeres vivos (mujeres 54,5% vs. hombres 45,5%) y en lo fallecidos (.mujeres 54,8% vs. hombres 24,1%. Predominaron los casos Quirúrgicos electivos en los vivos con 94(44,5%) y en los fallecidos con 77(68,1%). La sepsis prevaleció en los fallecidos en 89 pacientes para el 78,8%. En los fallecidos estuvieron más frecuentemente bajo régimen de ventilación artificial mecánica que los vivos. La Cirugía abdomen, tórax y miembros en su totalidad prevalecieron en los fallecidos en 79 pacientes para el 69,9%. El Glasgow en la primera 24 horas tenía la mejor respuesta en 182(86,2%) de los vivos. La mediana en la puntuación de la escala SAPS II fue de 47,78 (DE16, 003) en vivos y de 60,81 (DE13, 842) en los fallecidos.

Tabla 1. Características de los pacientes analizados

Variables	Estado al egreso		p
	Vivos n = 211(65%)	Fallecidos n =113(35%)	
Edad [media (DE)]	60,14(13,996)	63,53(14,864)	,043
Sexo [porcientos] Femenino Masculino	115(54.5) 96(45.5)	62(54.8) 51(24.1)	,782
Estadía previo ingreso en uci[media (DE)]	9,22 8,715	11,83 14,877	,047
Procedencia [n (%)] Del hogar Sala hospitalaria. otra uci del hospital De UCI en otro hospital	17(8,1%) 183 (86,7%) 2(0,9%) 9(4,3%)	17(15,0%) 92 (81,4%) 1(0,9%) 3(2,7%)	,242
Tipo de paciente [n (%)] Médico emergente Quirúrgico electivo Quirúrgico emergente	80(37,9%) 94(44,5%) 37(17,5%)	17(15,0%) 77(68,1%) 19(16,8%)	,000
Sepsis [n (%)]	96(45,49%)	89(78.8%)	,000
No quirúrgico. [n (%)] Cirugía abdomen / tórax/ miembros. [n (%)] Neurocirugía por ACV [n (%)]	101(47,9%) 7(3,3%)	79(69,9%) 17(15,0%)	0,000
VAM. [n (%)]	62(29,4%)	66(58,4%)	,000
Glasgow primera 24 horas [n (%)] menos 8 9-11 12-15	10(4,7%) 19(9,0%) 182(86,2%)	22(10,4%) 20(9,4%) 71(33,6%)	,000
SAPs3 puntos [media DE)]	47,78 16,003	60,81 13,842	,000
SOFA puntos [media DE)]	3,39 3,144	6,16 3,890	,000

Fuente: Historia clínica

En la tabla 3 se observa el motivos de ingreso en la unidad de cuidados intensivos en pacientes no quirúrgicos según mortalidad donde predominó el choque en general en los fallecidos (81 pacientes para el 71,7%) y dentro lo tipos de choque fue el cardiogénico (35 pacientes para el 31,0%) el más prevalente.

Tabla 3. Motivos de ingreso en la unidad de cuidados intensivos en pacientes no quirúrgicos según mortalidad

Variables clínicas	vivos n = 211(65%)	Fallecidos n = 113(35%)	p
Insuficiencia respiratoria aguda	83 (39,3%)	76(67,3%)	,000
Choque en general	36(17,1%)	81(71,7%)	,000
Choque Cardiogénico	13(6,2%)	35(31,0%)	,000
Choque séptico	13(6,2%)	27(23,9%)	,000
Shock hipovolémico	6 (2,8%)	2 (1,8%)	,553
Otros tipos de shock	11(5,2%)	23(20,4%)	,000
Neumonía	18(8,5%)	21(18,6%)	,023

Fuente: Historia clínica

En la tabla 4 se representa los motivos de ingreso en la unidad de cuidados intensivos en pacientes quirúrgicos según mortalidad en la cual los Post operados de cáncer sólido 32(28,3%) y la Cirugía abdomen, tórax y miembros en su totalidad prevalecieron con 29(25,7%) fueron los motivos de ingreso más frecuente en los fallecidos.

Tabla 4. Motivos de ingreso en la unidad de cuidados intensivos en pacientes quirúrgicos según mortalidad

Variables no cardiovasculares	Vivos n = 211(65%)	Fallecidos n = 113(35%)	p
Peritonitis	27(12,8%)	10(8,8%)	,023
Post operado de cáncer sólido	87(41,2%)	32 (28,3%)	,065
Post operado de Enfermedades Hematológicas malignas	2(0,9	1(1,8)	,064
Cirugía abdomen / tórax/ miembros. [n (%)]	101(47,9%)	29 (25,7%)	0,000
Neurocirugía por ACV [n (%)]	7(3,3%)	1(0,9%)	0,000

Fuente: Historia clínica

En la tabla 5 se observa el análisis univariados para la mortalidad hospitalaria según variables cardiovasculares y estado al egreso donde el choque muestra fuerte asociación con la muerte en 81 pacientes para el 71,7%.

Tabla 5. Análisis univariado para la mortalidad hospitalaria según variables cardiovasculares y estado al egreso

Variables cardiovasculares	Vivos N = 211	Fallecidos N = 113	p
HTA	118(55,9%)	77(68,1%)	,032
Choque	36(17,1%)	81(71,7%)	,000
CI	19(9,0%)	28(24,8%)	,000
Lugar de shock	18(8,5%)	58(8,5%)	.000
Origen cardíaco	13(6,2%)	35(31,0%)	,000
Origen séptico	13(6,2%)	27(23,9%)	,000
Fisiopatología	11(5,2%)	23(20,4%)	,000
ECV	8(3,8%)	9(8,0%)	,106
ICC-iii-iv	3(1,4%)	6(5,3%)	,042
Shock hipovolémico	6 (2,8%)	2 (1,8%)	,553
Trastornos del ritmo cardiaco	3 (1,4%)	1 (0,9%)	,677

Fuente: Historia clínica

La tabla 6 se muestra el análisis univariados para la mortalidad hospitalaria según

variables no cardiovasculares y estado al egreso donde los pacientes fallecidos con

HTA ((77(68,1)), insuficiencia respiratoria aguda ((76(67,3%)) y las infecciones

nosocomiales prevalecieron en el universo en estudio.

Tabla 6. Análisis univariado para la mortalidad hospitalaria según variables no

cardiovasculares y estado al egreso

Variables no cardiovasculares	Vivos n = 211(65%)	Fallecidos n = 113(35%)	p
Abdomen agudo	7 (3,3%)	4 (3,5%)	,916
Insuficiencias respiratoria aguda	83 (39,3%)	76(67,3%)	,000
Cáncer sólido Hematológico	87(41,2%)	32 (28,3%)	,065
Infección nosocomial	65(30,8%)	45(39,8%)	,102
Neumonía	18(8,5%)	21(18,6%)	,023
Peritonitis	27(12,8%)	10(8,8%)	
Inmunodepresión	33(15,6%)	33(29,2%)	,004
ECV	8 (3,8%)	9(8,0%)	,106
DM	44 (20,9%)	36 (31,9%)	,029
HTA	118 (55,9%)	77 (68,1%)	,032

Fuente: Historia clínica

En la tabla 7 se realiza el análisis univariados variables hemogasométricas y Hemoquímicas según estado al egreso en la cual la media de las siguientes variables: FiO2 46,73 (20,807), creatinina 201,230 (249,518) y el Ph 7,39 (0,1100) fueron los de mayor significación asociadas a mortalidad.

Los parámetros de la microcirculación están reflejados en tabla 4, donde podemos observar que la diferencia del arterio – venosa del contenido de oxígeno ($DavO_2$) disminuye al tercer días (de 2.5 (DE 0,9) el primer día a 2.1 (DE 0,7) el tercer día), la diferencia del veno – arterial de la presión de dióxido de carbono ($PvaCO_2$,) aumenta al tercer día (de 6,9 (DE 4,6) el primer día a 8,6 (DE 4,7) el tercer día), mientras la relación $DavO_2/PvaCO_2$, mL/dL/mmHg expresa disminución (de 0.62 (DE 0,55) el primer día 0,62 a 0,40 (0,34) el tercer día.

Tabla 7. Parámetros de la microcirculación

Variables microcirculatorias, media (DE)	Día 1	Día 3
$DavO_2$, mL/dL	2,5 (0,9)	2,1 (0,7)
Índice de extracción de oxígeno, %	19,8 (7,2)	19,4 (10,3)
$PvaCO_2$, mmHg	6,9 (4,6)	8,6 (4,7)
Relación $DavO_2/PvaCO_2$, mL/dL/mmHg	0,62 (0,55)	0,40 (0,34)

$DavO_2$: diferencia del arterio – venosa del contenido de oxígeno;

$PvaCO_2$: Diferencia del veno – arterial de la presión de dióxido de carbono.

Rendimiento del modelo

Los resultados del modelo final de regresión logística seleccionado para la mortalidad hospitalaria en variables no cardiovasculares e muestran en la tabla 8 , expresando que la FiO2 (95% IC 1,093-1,513 y p de 0,002) y el SAP3 con (95% IC 1,129-1,338 y p de ,000) son las variables no cardiovasculares más prevalente en la mortalidad.

Tabla 8. Resultados del modelo final de regresión logística seleccionado para la mortalidad hospitalaria en variables no cardiovasculares

Variables no cardiovasculares	B	EE	Estadístico de Wald	Odds ratio	95% IC	p
FIO2	,251	0,083	9,186	1,286	1,093-1,513	0,002
ALBUMINA	,119	0,129	,851	1,126	0,875-1,450	0,356
SAP3	,207	0,43	22,760	1,229	1,129-1,338	,000

Fuente: Historia clínica

β, coeficiente de regresión logística; EE, error estándar de β; IC,, intervalo de confianza. *Prueba C de Hosmer – Lemeshow ($\chi 2$ = 9,97; p = 0,267); AROC = 0,91 (95 % IC 0,87 – 0,94; p < 0,0001).

La figura 1 muestra la curva ROC para la evaluación de la capacidad de predicción de los factores de riesgo de muerte en los pacientes con choque: variables no cardiovasculares donde se observa un área bajo la curva ROC de 0,738 con elevada significación 0.000 y sensibilidad de 0,88 y una especificidad de 0,97.

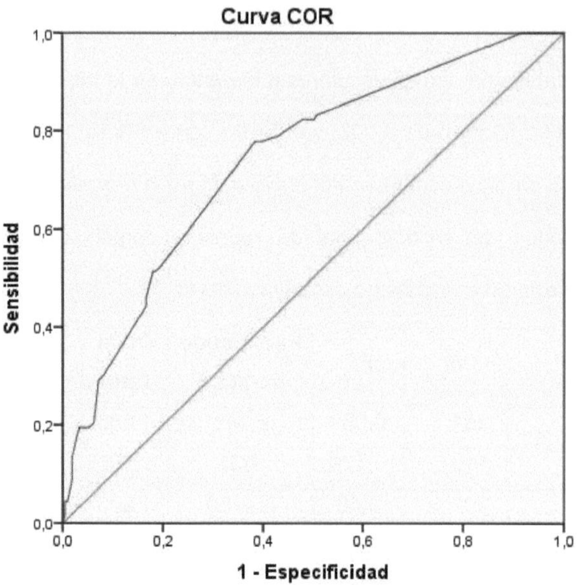

Figura 1. Curva ROC de los factores de riesgo predictivo de muerte en los pacientes con choque: variables no cardiovasculares

Área bajo la curva en variables no cardiovasculares.

Área	Error estándar[a]	Significación asintótica[b]	Intervalo de confianza asintótico al 95%	
			Límite inferior	**Límite superior**
,738	,029	,000	,682	,794

Los resultados del modelo final de regresión logística seleccionado para la mortalidad hospitalaria en variables cardiovasculares e muestran en el cuadro 8, expresando que la Cardiopatía Isquémica (95% IC 1,708-7.750 y p de 0,001) y el choque con (95% IC 3.095-13.705 y p de ,000) son las variables cardiovasculares más prevalente en la mortalidad.

Cuadro 8. Resultados del modelo final de regresión logística seleccionado para la mortalidad hospitalaria en variables cardiovasculares.

Variables	B	EE	Estadístico de Wald	Odds ratio	95% IC	p
CI	1.291	.0386	11.199	3.638	1.708-7.750	.001
SHOCK	1.874	.380	24.366	6.513	3.095-13.705	.000
LUGAR DEL SHOCK	1.047	.426	6.028	2.848	1.235-6.567	.014

β, coeficiente de regresión logística; EE, error estándar de β; IC,, intervalo de confianza.

La figura 1 muestra la curva ROC para la evaluación de la capacidad de predicción de los factores de riesgo de muerte en los pacientes con choque: variables cardiovasculares donde se observa un área bajo la curva ROC de 0.814 con elevada significación 0.000 y sensibilidad de 0,92 y una especificidad de 0,98.

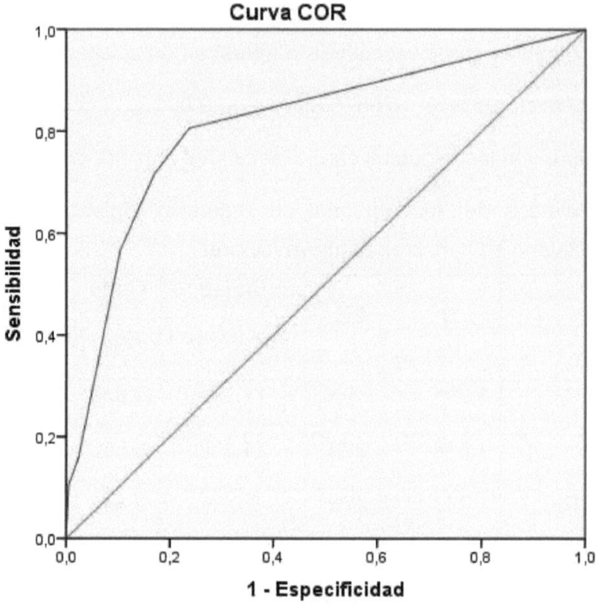

Los segmentos de diagonal se generan mediante empates.

Área bajo la curva

Variables de resultado de prueba: Pr_Componente2

Área	Error estándar[a]	Significación asintótica[b]	95% de intervalo de confianza asintótico	
			Límite inferior	Límite superior
,814	,026	,000	,762	,866

Las variables de resultado de prueba: Pr_Componente2 tienen, como mínimo, un empate entre el grupo de estado real positivo y el grupo de estado real negativo. Las estadísticas podrían estar sesgadas.

a. Bajo el supuesto no paramétrico
b. Hipótesis nula: área verdadera = 0,5

DISCUSIÓN

La descripción de las características de la población es un paso indispensable en cualquier investigación. La identificación del tipo de pacientes que se estudiaron permite una mejor valoración para la generalización de los resultados; posibilita comparar los resultados con los de otros autores, o sea, comparar las experiencias investigativas; y facilita la interpretación de algunos resultados, solo explicados por razones inherentes a la población examinada.

Los pacientes incluidos en esta investigación tuvieron como características distintivas la edad avanzada, pues la muestra estudiada mostró predominio en los pacientes de 60 o más años coincidiendo con Sima y cols., [51] la edad promedio reportada en la investigación señala prevalencia en etapas avanzadas de la vida (65 y más años). En Cuba, la incidencia de enfermedades crónica también aumenta con la edad. [52,53]

En los pacientes críticos la edad media ronda los 60 años, lo cual coincide con los hallazgos de la presente serie.[54] Estos argumentos indican que los pacientes con edad avanzada en UCI no solo presentan el agravante de la enfermedad, sino también el agotamiento de los mecanismos fisiológicos de respuesta al estrés propio del envejecimiento, todo lo que presupone un mayor riesgo de complicaciones y muerte. En un reciente estudio con 27 404 pacientes, Royce y cols.[54] apreciaron que el riesgo de muerte aumenta proporcionalmente con la edad.

Perera C y otros[55] analizaron 145 pacientes que correspondieron a un porcentaje de 59.3% para el género masculino (86 pacientes). La edad tuvo una distribución normal con una media de 50.7 ± 21.04 de desviación estándar; la mediana de los días de estancia fue 7 días; la mortalidad global de la Unidad fue de un 26.9%; la patología que presentó mayor mortalidad fue la sepsis de origen abdominal, con un 44.4%. La mortalidad que se observó es menor comparada con un estudio colombiano que reporta hasta un 35% de mortalidad. En estudio descriptivo y transversal de 550 pacientes en estado crítico. En su casuística obtiene predominio del género masculino, la ancianidad. La mortalidad no fue elevada, excepto en los afectados por enfermedades cerebrovasculares, con estadía prolongada, y en los que recibieron ventilación mecánica invasiva, aunque el índice de ventilación fue relativamente bajo, no coincidiendo con lo reportado por esta invesstigación.[56]

La presencia de una alta frecuencia de enfermedades crónicas y de cáncer en etapas avanzadas fueron otras características distintivas de la población sujeto de estudio. Cociendo con estos resultados Yarzabal ZG y cols.[57] informaron que la asociación de las etapas avanzadas del cáncer con edades avanzadas podría relacionarse con una menor supervivencia en la UCI. Estos estudios evidenciaron la importancia de valorar la edad de los pacientes como un factor epidemiológico y pronóstico, especialmente cuando requieren admisión en la UCI.

Los cuidados posoperatorios son una de las principales razones de ingreso en los pacientes en la UCI, [58] característica similar a la hallada en la presente investigación. Estos dependen del perfil de la UCI donde se realiza el estudio. Sin embargo, Castejón VJ y cols. [59] apreciaron en un estudio prospectivo y multicéntrico realizado en China, que solo un tercio de los pacientes eran quirúrgicos, cifra que contrasta con la obtenida en esta serie, donde más de dos tercios de los enfermos fueron de este tipo. [60]

Los pacientes crítico admitidos por causas médicas tenían una menor gravedad de la enfermedad aguda que los pacientes de igual tipo post operado complicado, lo que se reflejó por una mayor necesidad de VAM y mayor estadía en la UCI. Los pacientes crítico admitidos por causas médicas tuvieron una mortalidad menor en comparado con los pacientes quirúrgico. Estos resultados manifiestan que los pacientes crítico quirúrgico complicado tienen peores resultados clínicos respecto a los enfermos críticos médico, lo que obliga a una mejor pesquisa y clasificación de los pacientes, así como a una vigilancia más estrecha y tratamiento más riguroso; y que la proporción entre los pacientes admitidos por causas médicas y por causas quirúrgicas puede tener un impacto directo en los resultados clínicos, aspecto a tener muy en cuenta en la práctica médica.

Los modelos de pronóstico para la supervivencia o la mortalidad en ancianos en la unidad de cuidados intensivos (UCI), requieren cumplir ciertos criterios: (1) credibilidad clínica, (2) calidad metodológica (basado en un existente marco de evaluación de la calidad), (3) validez externa, (4) el rendimiento del modelo y (5) la efectividad clínica. Lilian Minney Col. [61] logran revisar siete estudio y en total 17 modelos de los cuales seis fueron desarrollados para la población adulta en general en la UCI y once específicamente para ancianos. Sus cohortes oscilaron de 148 a 12.993 pacientes y los de menor capacidad se obtuvieron de forma prospectiva. Ellos concluyen que a pesar de que los modelos tienen relativamente un buen diseño metodológico, ninguno de ellos puede ser actualmente considerado suficientemente creíble o válido para poder aplicarse en la práctica clínica para los pacientes de edad avanzada no coincidiendo con los resultados de este estudio. La puntuación simplificada de fisiología aguda (SAPS) [62,] la evaluación de salud crónica (APACHE) [63] y el modelo de predicción de mortalidad (MPM) [64] son familias de modelos comúnmente utilizados, originalmente diseñados para predecirla mortalidad en una población general de adultos en la UCI. Las personas mayores representan un distintivo de rápido crecimiento, subgrupo de pacientes ingresados en unidades de cuidados intensivos con una mayor prevalencia de comorbilidad cognitiva y funcional, con deterioro y alta mortalidad.[65] Varios estudios encontraron que en las personas de edad avanzada tienen otros factores relacionados a la vejez, que son predictivos de la mortalidad, incluyendo el diagnóstico, comorbilidad y estado pre - mórbido cognitivo y funcional resultado que están en correspondencia con lo relatado por el autor de esta investigación. [66]

Bajo la revisión respectiva hemos considerado prudente tener aquellos scores pronósticos que se acerquen con mayor fidelidad a lo previsto por Lilian Minne y Col, logrando de esta manera diversificar a más de un score pronóstico.[61]

Dennis RJ [65], [12] publica una tesis donde los resultados comprobaron una edad promedio de 51.25 años, con un 44.2 de pacientes masculinos y 55.8% de femeninos, donde en su mayoría procedían a la UCI del servicio de Emergencia (55.6%), la estadía promedio en UCI fue de 142.4 horas.

La tasa de mortalidad fue de 28.9%. Los factores de riesgo relacionados con la mortalidad antes de las 24 horas con significación estadística fueron: trastorno de la conducción cardiaca, fiebre, HTA, anemia, shock, insuficiencia respiratoria, coma, Glasgow < 8. Concluye: se hallaron siete factores de riesgo relacionados con la mortalidad antes de las 24 horas con significación estadística. No se obtuvo correlación entre algunas características clínicas estudiadas y el tiempo de estadía en la UCI.[66] Tres de estos factores coinciden con lo de esta investigación (HTA, shock, insuficiencia respiratoria aguda). Dennis RJ et al [65],[67] en el análisis de 3066 pacientes, con edad promedio de 53 años, el 73% eran mujeres (p < 0,001), tuvo como la causa más frecuente de ingreso las quirúrgicas (63,9%), coincidiendo con lo reporte de esta investigación.[67, 68]

Existen varia literaturas que abordan como causa importante de ingreso y mortalidad en UCI a las patologías cardiacas, como el infarto agudo de miocardio, y esta tiene asociación definitivamente con las enfermedades comorbilidades predominantes de este estudio como la hipertensión arterial y la diabetes mellitus; sin embargo esta no aparece dentro de casuística por el perfil muy quirúrgico de esta unidad de cuidados intensivo, lo que definitivamente explica su ausencia en el presente trabajo de investigación.

Wright JC y Otros,[56,61] refieren que el Servicio Extendido de Cuidados Intensivos (SECI) pretende mejorar la morbimortalidad mediante la detección precoz del paciente grave fuera del ámbito de la UCI y poner en práctica acciones precoces, terapéuticas y/o de traslado. [69,70]

En el análisis univariados para la mortalidad hospitalaria según variables cardiovasculares y estado al egreso donde el choque muestra fuerte asociación con la muerte. Y en el análisis univariados para la mortalidad hospitalaria según variables no cardiovasculares y estado al egreso donde los pacientes fallecidos con HTA, insuficiencia respiratoria aguda y las infecciones nosocomiales prevalecieron en el universo en estudio. En las literaturas derevizadas[31,54,68] encontramos reporte de patologías más frecuente observada fueron a) hemorragia digestiva, trauma, deshidratación no se corresponde con los resultados relatados por el perfil casi quirúrgico de esta UCI, que comparativo a los estudios de HDA realizados en lima, el no varice asociada al uso de AINES es alta en Lima Metropolitana, especialmente en el adulto mayor, que es el tipo de población segurada.[31]

Los parámetros la microcirculación están reflejados en tabla 4, donde podemos observar que la diferencia del arterio – venosa del contenido de oxígeno ($DavO_2$) disminuye al tercer días (de 2.5 (DE 0,9) el primer día a 2.1 (DE 0,7) el tercer día), la diferencia del veno – arterial de la presión de dióxido de carbono ($PvaCO_2$,) aumenta al tercer día (de 6,9 (DE 4,6) el primer día a 8,6 (DE 4,7) el tercer día), mientras la relación $DavO_2/PvaCO_2$, mL/dL/mmHg expresa disminución (de 0.62 (DE 0,55) el primer día 0,62 a 0,40 (0,34) el tercer día.

En el análisis de datos del estudio VASST (Vasopressin in Septic Shock Trial), los pacientes ubicados en los cuartiles superiores de administración de líquidos o balance positivo a las 12 horas y 3 días, tuvieron significativamente mayor complicaciones y riesgo de muerte.[71] Un re análisis de los datos del estudio RENAL (Randomized Evaluation of Normal vs Augmented Level) ha demostrado que, en pacientes con lesión renal aguda que requieren terapia de reemplazo renal en la UCI, un balance hídrico promedio diario negativo fue asociado de manera independiente con un menor riesgo de muerte, dejando evidencia que el balance hídrico positivo predominó en los pacientes con lesión renal aguda, en parte coincide con lo que el autor reporta al concluir que provoca trastornos de la perfusión tisular en órganos vitales expresados en los hallazgos hemogasométricos y su repercusión en la microcirculación.[72] Es por esto por lo que se ha propuesto la evaluación de los contenidos de CO2 en relación con los del oxígeno como otra forma de acercarse al estado de perfusión tisular. La relación CvaCO2/Da-vO2 es una variable que puede identificar pacientes con metabolismo anaerobio en diversas condiciones críticas incluyendo el shock séptico, [73] por lo que este parámetro también puede tener relevancia clínica en el manejo de pacientes con balance hídrico positivo o negativo.

En los últimos años, nuevos métodos para evaluar de forma más directa la perfusión tisular han sido desarrollados.[53] Uno de ellos es la utilización de la video microscopia sublingual con técnica de corriente lateral decampo oscuro, la cual ofrece diversos parámetros para evaluar la microcirculación. Utilizando este dispositivo, se han documentado diversas alteraciones microcirculatorias en pacientes con trastornos del balance hídrico y su mejoría con ciertas intervenciones. [73]

En el estudio de <u>Guven G</u> et al.[74] se pudo evidenciar que entre los pacientes que lograron en la reanimación inicial metas terapéuticas de SvO2, quienes presentaron delta de pCO2 alto se asociaban más con balance positivo con relación a los que normalizaron esta variable. Este resultado también fue evidenciado en los estudios de Schirier R et al.[75] y Ospina-Tascón GA et al.[76], aunque en este último no fue estadísticamente significativo coincidiendo con el análisis de esta investigación.

Diferentes investigaciones muestran resultados muy similares a lo señalado por el autor de este estudio, nueve estudios evaluaron el delta de pCO2 con relación a otras variables de perfusión tisular.[77] Shen Y et al[78] , Cecconi M et al.[79] y Vogel F et al[80] encontraron niveles de SvcO2 más bajas cuando los pacientes tuvieron delta de pCO2 > 6 mmHg, comparados con los de delta de pCO2 < 6 mmHg, reportado por Jones AE et al.[81] en el estudio de Troskot R et al.[82] se clasificaron los pacientes según el valor del delta de pCO2 de ingreso y del tercer día.

 El grupo de delta de pCO2 persistentemente elevado tuvo un mayor nivel positivo de balance hídrico comparado con el grupo que normalizó este delta. Tres estudios[45, 58,83] encontraron que el porcentaje de disminución del balance hídrico positivo fue mayor cuando los pacientes tuvieron delta de pCO2 < 6 mmHg. Por su parte, Mayorca NZ et al.[83] realizaron un estudio en el que clasificaron los pacientes según la meta de SvcO2 y el delta de pCO2 primer día. En el grupo de pacientes que lograron meta deSvcO2, del balance hídrico positivo fue mayor entre el subgrupo con delta de pCO2 normal comparado con el de delta de pCO2 alto (p = 0,023), mientras que en el grupo que no lograron metas de SvcO2 no se observaron estas diferencias.[85] Estos resultados coinciden con esta investigación.

La SvO2 es una de las variables que más se han evaluado en estos pacientes, y la guía más reciente de la Campaña Sobrevivir a la Sepsis[82,] recomienda la forma en que se debe involucrar el delta de pCO2 en el manejo de estos pacientes y de relacionarlo con otras variables, donde se establece qué se debe «normalizar» primero, cuántas metas de reanimación hídrica inicial y de mantenimiento sean necesarias en función de la sepsis y shock séptico. El delta de pCO2 se tiene en cuenta en el manejo de los pacientes con shock séptico, en el contexto de un enfoque multimodal en conjunto con otras variables, con mediciones seriadas, de forma individualizada, durante la reanimación hídrica inicial. De hecho, el consenso más reciente de shock circulatorio y monitorización hemodinámica de la Sociedad Europea de Medicina de Cuidados Intensivos recomienda la medición de esta variable como parte de la evaluación y el manejo del paciente con shock séptico que tenga un catéter venoso central.[81] Consenso que el autor muestra en los resultados del delta de PCO2.

Aun cuando diversos estudios[56, 80], han demostrado que tanto la SvO2 como del balance hídrico positivo, de forma individual, tienen significado pronóstico en cuanto a la mortalidad obtener la medición del delta de pCO2 pareciera ofrecer información adicional. Lo anterior se observa en 3 estudios que analizaron a los pacientes que lograron metas adecuadas de SvO2 a las 6 h de reanimación, en quienes tener un delta de pCO2 normal implicó un mejor pronóstico para estos pacientes. Esto puede indicarla utilidad de realizar un enfoque seriado durante la reanimación inicial de los pacientes con shock séptico, en el cual primero se logre la meta de SvO2 y seguidamente se logre una meta adicional utilizando el delta de pCO2 .

Al respecto, el estudio de Mayorca NZ et al.[83] aporta datos importantes, teniendo en cuenta que el delta de pCO2 fue la variable que mejor se relacionó con alteraciones microcirculatorias, coincidiendo con lo mostrado por el autor de este estudio.

Rendimiento del modelo

Los resultados del modelo final de regresión logística seleccionado para la mortalidad hospitalaria en variables no cardiovasculares e muestran en el cuadro 7, expresando que la FiO2 (95% IC 1,093-1,513 y p de 0,002) y el SAP3 con (95% IC 1,129-1,338 y p de ,000) son las variables no cardiovasculares más prevalente en la mortalidad.

Mayorca NF et al,[88] realiza un estudio para demostrar la mortalidad oculta post alta en la UCI del Instituto especializado de enfermedades neoplásicas INEN – Perú en 95 pacientes hospitalizados y dados de alta de la UCI de Enero a Junio del 2006, mediante un estudio observacional – descriptivo. El resultado de regresión logística de este estudio comprueba comorbilidades de hipertensión arterial y diabetes mellitus, así como la traqueotomía y la ventilación artificial mecánica son factores asociado a mayor mortalidad en UCI.[10, 78] Fallecen en hospitalización en el día 18 en promedio, lo que hace pensar que el paciente fallece por causas no directas al ingreso de UCI.[75]

La figura 1 muestra la curva ROC para la evaluación de la capacidad de predicción de los factores de riesgo de muerte en los pacientes con choque: variables no cardiovasculares donde se observa un área bajo la curva ROC de 0,738 con elevada significación 0.000 y sensibilidad de 0,88 y una especificidad de 0,97.

Los resultados hallados al analizar el área bajo la curva ROC, muestran que tienen buen poder para discriminar entre sobrevivientes y predecir mortalidad y ambos tienen buen poder de predicción.

Los valores obtenidos en la población fueron muy similares a los descritos anteriormente.[70] Este hecho permite constatar la aplicabilidad de ambos índices en la población en relación con dos objetivos, como son: a) las predicciones de riesgo realizadas por índices, y b) la capacidad de estos para discriminar entre los pacientes que sobreviven y los pacientes que fallecen. Estos hallazgos sugieren que hay una buena discriminación, que no difiere de los otros estudios obtenidos. Comparados los resultados de esta investigación con otras variables mencionados en la literatura también demuestra su utilidad: RTS (0,652), Pulso (0,576), tensión arterial (0,57), Frecuencia Respiratoria (0,56). [19] Estos valores representan una capacidad de discriminación muy alta si tenemos en cuenta que en la mayoría de sistemas predictivos el valor de ROC suele oscilar entre un 85 y un 90%. Considerando el valor de ROC mayor de 0.7 como aceptable, mayor de 0.8 como buena y mayor de 0.9 como excelente capacidad de discriminación; en el presente estudio del Shock, lo que corrobora la buena capacidad de discriminación observada en el presente trabajo. No hay consenso en cuál es la función más importante para un score pronóstico: La posibilidad de calibración o discriminación. Según el objetivo para el Score pronóstico que está siendo usado[32] si, por ejemplo, el objetivo es distinguir entre los que tienen más probabilidad de morir de los que tienen más probabilidad de sobrevivir, entonces la capacidad de discriminar es la más importante, sin embargo, si la razón de usar un Score es comparar la mortalidad observada con la esperada en diversos intervalos de la severidad de la enfermedad, aquí es más importante la calibración. Sin embargo, para alcanzar una evaluación global de los Scores, la discriminación y la calibración deben ser consideradas como se usó en este estudio.

El estudio de los factores de riesgo del Shock mostró buena calibración. Una razón probable de esto puede ser el pequeño porcentaje de muertes en cada nivel. Las dificultades en la realización exacta del mismo pronóstico para dos pacientes con el mismo nivel de la inestabilidad clínica, es decir el mismo Score pronóstico resulta, de dos causas básicas. La primera causa es la diferencia en las condiciones clínicas individuales que no son evaluadas por el Score, por ejemplo, el estado nutricional o las reservas físicas de cada individuo. La segunda causa es la diferencia en condiciones e infraestructura de trabajo en la UCI. Las unidades con la mayor disponibilidad tecnológica y medicación pueden ofrecer a sus pacientes un tratamiento más rápido y afectar así su pronóstico. (Wells, 1996). Podemos indicar que el este estudio del Shock ofrece una capacidad de calibración alta, exhibe buena capacidad de discriminación.

CONCLUSIONES

Predominaron los ancianos del sexo femenino mestiza. Prevalecieron los casos quirúrgicos electivos y la sepsis prevaleció en los fallecidos con ventilación artificial mecánica. De los parámetros de la microcirculación la relación $DavO_2/PvaCO_2$ expresan los trastornos de perfusión tisular. Las variables FiO2, el SAP3, la cardiopatía isquémica y el choque fueron las de mejor rendimiento predictivo de mortalidad.

RECOMENDACIONES

Proponer a las autoridades el diseño de un protocolo de actuación en el paciente

con choque que permita mejor manejo de los pacientes en el servicio de UCI.

REFERENCIAS BIBLIOGRÁFIACAS

1. Garnica CCE, Rivero SE, Domínguez CD. Choque cardiogénico: de la definición al abordaje. Med Crit. [Internet]. 2019; 33(5):251-258. [Citado el 4 abril 2022]. Disponible en: https://www.medigraphic.com/pdfs/medcri/ti-2019/ti195f.pdf

2. Moreno SA, Arrabal SR, Mesa CP. [Internet]. Málaga. Manejo del paciente en situación de choque. 2019. [Citado el 4 abril 2022]. Disponible en: http://www.medynet.com/usuarios/jraguilar/Manual%20de%20urgencias%20y%20 Emergencias/choque.pdf

3. Cortés SCA, Meléndez FHJ, Álvarez RS, Meléndez GEA, Puche CCA. Epidemiología y factores pronósticos de la sepsis grave/choque séptico. Seis años de evolución. Elsivier. Med Intensiva. [Internet]. 2016; 40(1):1825. [Citado el 4 abril 2022]. Disponible en: http://dx.doi.org/10.1016/j.medin.2015.01.006

4. Ordonez CA, Orozco V, Puyana JC, Parra M, Ossa P. Índice de Choque: ¿Puede predecir la necesidad de cirugía de control de daños en trauma tenetrante? 10.5005/jp-journals-10030-1176. Panamerican Journal of Trauma, Critical Care & Emergency Surgery, May-August. [Internet]. 2017; 6(2):72-76. [Citado el 4 abril 2022]. Disponible en: https://www.researchgate.net/publication/319936337

5. Hernández OM, Ana Ibis MPM, Raúl Álvarez GR. Factores pronósticos de pacientes con sepsis en cuidados intensivos. Revista Cubana de Medicina Intensiva y Emergencias. [Internet]. 2018; **17(1): 1-9.** Citado el 4 abril 2022]. Disponible en: (http://www.revmie.sld.cu/index.php/mie/article/view/278/html_135

6. Fernández M, Florián D, Miguelena D, Estripeaut D, NG Y. Comparación de una escala, un índice y un biomarcador como predictores de mortalidad en niños con choque séptico que ingresan a la unidad de terapia intensiva del hospital Dr. José

Renán Esquivel. Pediatric Panamá. [Internet]. 2018; 47 (3): 4-13. [Citado el 4 abril 2022]. Disponible en: https://www.elcomercio.es/sociedad/salud/vida-sana/201604/14/mortalidad-choque-varia-entre-20160414110354-rc.html

7. Manuel MS, Francisco JFA. Predictores de la mortalidad intrahospitalaria en pacientes con choque cardiogénico: implicaciones pronósticas y terapéuticas. [tesis Doctoral en internet]. Madrid. 2019.120-117. [Citado el 4 abril 2022]. Disponible en: https://eprints.ucm.es/51330/1/T40910.pdf

8. López MDC, Henao PM, Arenas AJ, Hinestroza MED, Jaimes BFA. Epidemiología del choque séptico en un servicio de atención médica prehospitalaria en cinco ciudades colombianas. Rev. bras. ter. intensiva [Internet]. 2020; 32 (1):28-36. [Citado el 4 abril 2022]. Disponible en: http://www.scielo.br/scielo.php?script=sci_arttext&pid=S0103-507X2020000100028&lng=en

9. Falcón Hernández A, Navarro Machado VR. Guía de práctica clínica para el choque cardiogénico. Medisur [Internet]. 2009; 7(1): 4-15. [Citado el 4 abril 2022]. Disponible en: http://medisur.sld.cu/index.php/medisur/article/view/686

10. Carrillo Ramírez SC, Elguea Echavarría PA. Choque circulatorio. Estableciendo metas en la reanimación con líquidos. Acta méd. Grupo Ángeles [Internet]. 2017; 15(1): 11-19. [Citado el 4 abril 2022]. Disponible en: http://www.scielo.org.mx/scielo.php?script=sci_arttext&pid=S1870-72032017000100078&lng=es

11. Azkárate I, Choperena G, Salas E, Sebastián R, Lara G, Elósegui I, et al. Epidemiología y factores pronósticos de la sepsis grave/choque séptico. Seis años de evolución. Med Intensiva [Internet]. 2016; 40(1): [Citado el 4 abril

2022].Disponible en: http://www.medintensiva.org/es/epidemiologia-factores-pronosticos-sepsis-grave-choque/articulo/S0210569115000248/

12. Arriagada D, Donoso A, Cruces P, Díaz F. Choque séptico en unidad de cuidados intensivos. Enfoque actual en el tratamiento. Revista Chilena de Pediatría [Internet]. 2015; 86(4). Citado el 4 abril 2022]. Disponible en: https://www.sciencedirect.com/science/article/pii/S037041061500159X

13. Pereira V. SSC 2016: ¿Cuál es la mejor práctica clínica para manejar hemodinámicamente el choque séptico? Rev Elect Anestesiar [Internet]. 2017; 9 (8): [aprox. 7 p.]. [Citado el 4 abril 2022]. Disponible en: http://revistaanestesiar.org/index.php/rear/article/view/149/176

14. González JC. Sepsis y choque séptico en las pacientes obstétricas extremadamente graves. Rev Cubana Med Inten Emergen [Internet]. 2017; 16 (1): [aprox. 8 p.]. [Citado el 4 abril 2022]. Disponible en: http://www.revmie.sld.cu/index.php/mie/article/view/239/369

15. Daniel S, Bárbara L, Hans C, Andrés G. Generalidades y manejo inicial del choque. ARS med. [Internet]. 2019; 44(1):66-7. [citado 3 de noviembre de 2021]. Disponible en: https://arsmedica.cl/index.php/MED/article/view/1375

16. David D. B, Erin A. B, Sean V D, Jason NK, Carlos LA. Epidemiology of Choque in Contemporary Cardiac Intensive Care Units. Circulation. [Internet]. 2019; 12(3): 1-5 [Citado 26 Octubre 2021]. Disponible en: https://www.ahajournals.org/doi/epub/10.1161/CIRCOUTCOMES.119.005618

17. Eréndira CM, Aurea Carmona DA, Montelongo FJ. Índice de choque como marcador inicial de choque hipovolémico en hemorragia obstétrica de primer trimestre. Med Crit. [Internet]. 2019; 33(2):73-78 [Citado 24 Abril 2022].

Disponible en: https://www.medigraphic.com/cgi-bin/new/resumen.cgi?IDARTICULO=87292

18. Rivas LM, Sans RJ, Collado LIE, González FV, Noriega FJ, Hernández PFJ et al. External validation and comparison of the CardChoque and IABP-CHOQUE II risk scores in real-world cardiogenic choque patients. Eur Heart J Acute Cardiovasc Care. [Internet]. 2020; 10(1): 11-77 [Citado 24 ABRIL 2022]. Disponible en: https://pubmed.ncbi.nlm.nih.gov/32004078/

19. Harjola VP, Lassus J, Sionis A, Køber L, Tarvasmäki T, Spinar J et al. Clinical picture and risk prediction of short-term mortality in cardiogenic choque CardChoque. Eur J Heart Fail. [Internet]. 2015; 17 (1): 501-509 [Citado 24 ABRIL 2022]. Disponible en: http://dx.doi.org/10.1002/ejhf.260

20. Grace AR, Chowlek SD. Compendio de las escalas de evaluación de riesgo en el paciente politraumatizado. Cirugía Española. [Internet].2015; 93(4): 213-221[Citado 24 ABRIL 2022]. Disponible en: https://www.elsevier.es/es-revista-cirugia-espanola-36-articulo-compendio-escalas-evaluacion-riesgo-el-S0009739X14000797

21. Singer M, Deutschman C S, Seymour C W, Shankar-Hari M, Annane D, Michael Bauer M, et al. The Third International Consensus Definitions for Sepsis and Septic Choque. JAMA. [Internet].2016; 315 (8): 801-10. [Citado 24 abril 2022]]. Disponible en: https://jamanetwork.com/journals/jama/fullarticle/2492881

22. Conceptualización del modelo económico y social cubano de desarrollo socialista. Lineamientos de la política económica y social del partido y la revolución para el período 2021-2026. Redacción: Comité Central del Partido Comunista de Cuba Junio 2021 [Internet]. Disponible en:

http://www.cubadebate.cu/especiales/2021/06/17/descargue-en-pdf-la_conceptualización-del-modelo-y-los-lineamientos-para-el-período-2021- 2026/.

23. Thiele H, Ohman EM, Desch S, Eitel I, de Waha S. Clinical update Management of cardiogenic choque. European Heart Journal 2015; 36: 1223–30. [Citado el 4 abril 2022]. Disponible en: https://academic.oup.com/eurheartj/article/36/20/1223/2293258

24. Rhodes A, Evans LE, Alhazzani W, Levy MM, Antonelli M, Ferrer R, et al. Surviving Sepsis Campaign: International Guidelines for Management of Sepsis and Septic Choque: 2016. Crit Care Med. 2017; 45(3): 486-552. [Citado el 4 abril 2022]Disponible en: https://www.ncbi.nlm.nih.gov/pubmed/28101605

25. Prado-Díaz A, Castillo A, Rojas DM, Chávez-Vivas M. Marcadores moleculares en el diagnóstico y pronóstico de sepsis, sepsis grave y choque séptico Rev Fac Med [Internet]. 2017; 65. [Citado el 4 abril 2022]. Disponible en: http://www.scielo.org.co/pdf/rfmun/v65n1/0120-0011-rfmun-65-01-00145.pdf

26. Ruiz-Mesa JD, Marquez-Gomez I, Sena G, Buonaiuto VA, Ordoñez JM, Salido M,Ciézar AP, Santis LV, Mediavilla C, Colmenero JD. Factors associated with severe sepsis or septic choque in complicated pyelonephritis. Medicine (Baltimore) [Internet]. 2017; 96(43):e8371. [Citado el 4 abril 2022]. Disponible en: https://www.ncbi.nlm.nih.gov/pmc/articles/PMC5671861/

27. Cristobo Bravo T, Quirós Viqueira O. Actualización en la detección y manejo de la sepsis. AMC [Internet]. 2015;19(5): [aprox. 7 p.]. [Citado el 4 abril 2022]. Disponible en: http://scielo.sld.cu/scielo.php?script=sci_arttext&pid=S1025-02552015000500011

28. Coll Muñoz Y, Valladares Carvajal F, González Rodríguez C. Infarto agudo de miocardio. Actualización de la Guía de Práctica Clínica. Rev. Finlay [Internet]. 2016; 6(2): [aprox. 18 p.]. [Citado el 4 abril 2022]. Disponible en: http://scielo.sld.cu/scielo.php?script=sci_arttext&pid=S2221-24342016000200010&lng=es

29. Bertullo M, Carbone N, Brandes M, Silva M, Meiss H, Tejera D, et al. Epidemiología, diagnóstico y tratamiento de la sepsis severa en Uruguay: un estudio multicéntrico prospectivo. Rev MédUrug [Internet]. 2016; 32(3): [aprox. 15 p.]. [Citado el 4 abril 2022]. Disponible en: http://www.scielo.edu.uy/scielo.php?pid=S168803902016000300007&script=sci_arttext&tlng=pt

30. Terceros ALJ, García FLJ, Bermejo AS, Prieto PIJ, Mudarra RC, Sáez FI , et al. Predicción de hemorragia masiva. Índice de choque e índice de choque modificado. Med Intensiva. [Internet]. 2017; 41(9):532-538. [Citado el 25 de Octubre del 2020]. Disponible en: http://dx.doi.org/10.1016/j.medin.2016.10.016

31. Barbee RW, Reynolds PS, Ward KR. Assessing choque resuscitation strategies by oxygen debt repayment. Choque [Internet]. 2010; 33(2):113-22. [Citado el 4 abril 2022]. Disponible en: https://journals.lww.com/choquejournal/Fulltext/2010/02000/Hyperosmotic_Hyperoncotic_Versus.2.aspx

32. Acosta F. Choque cardiogénico. En: Caballero A. Terapia Intensiva. 2da. ed. Ciudad de La Habana: Editorial de Ciencias Médicas; 2006.p. 877-901.

33. Rivero MR, Rivero MJ, Falcón HA. Actualización en el diagnóstico y manejo del paciente en choque. Universidad Médica Pinareña. [Internet]. 2019; 15(3): 1-10.

[citado en Noviembre del 2020]. Disponible en: http://www.revgaleno.sld.cu/index.php/ump/article/view/369

34. Knaus WA, Draper EA, Wagner DP, Zimmerman JE. APACHE II: a severity of disease classification system. Crit Care Med. 1985; 13: 818-829. Disponible en: https://pubmed.ncbi.nlm.nih.gov/3928249/

35. Núñez E, Steyerberg EW, Núñez J. Estrategias para la elaboración de modelos estadísticos de regresión. Rev Esp Cardiol. 2011; 64: 501-507. Disponible en: https://www.revespcardiol.org/es-pdf-S0300893211003502

36. Gupta H, Gupta PK, Fang X, Miller WJ, Cemaj S, Forse RA, et al. Development and Validation of a Risk Calculator Predicting Postoperative Respiratory Failure. Chest. 2011; 140: 1207-1215. https://pubmed.ncbi.nlm.nih.gov/21757571/

37. Hosmer DW, Lemeshow S, Sturdivant RX. Applied Logistic Regression. 3rd edition. New Jersey: John Wiley and Sons; 2013. https://doi.org/10.1002/9781118548387

38. Vrieze SI. Model selection and psychological theory: A discussion of the differences between the Akaike Information Criterion (AIC) and the Bayesian Information Criterion (BIC). Psychol Methods. 2012; 17: 228-243. https://pubmed.ncbi.nlm.nih.gov/22309957/

39. De Lucas N, RGodríguez SPE. Índice de choque: sencillo predictor de mortalidad en sepsis grave. Evid Pediatr. [Internet]. 2019; 15: 21. [Citado el 4 abril 2022]. Disponible en: http://www.evidenciasenpediatria.es/EnlaceArticulo?ref=2019;15:21

40. Han K, Song K, Choi BW. How to Develop, Validate, and Compare Clinical Prediction Models Involving Radiological Parameters: Study Design and

Statistical Methods. Korean J Radiol. 2016; 17: 339-50. https://pubmed.ncbi.nlm.nih.gov/27134523/

41. Pencina MJ, D'Agostino RB, Vasan RS. Statistical methods for assessment of added usefulness of new biomarkers. Clin Chem Lab Med. 2010; 48: 1703-1711. https://pubmed.ncbi.nlm.nih.gov/20716010/

42. Acosta F. Choque cardiogénico. En: Caballero A. Terapia Intensiva. 2da. ed. Ciudad de La Habana: Editorial de Ciencias Médicas. 2006; 8(4): 877-901. https://revgaleno.sld.cu/index.php/ump/article/view/369/html

43. Lovesio C. Sepsis sistémica y choque séptico. En: Medicina Intensiva. Buenos Aires: El Ateneo; 2010. p. 615-635. https://www.medigraphic.com/cgi-bin/new/resumen.cgi?IDARTICULO=92182

44. Harrison. Principios de medicina interna. 18º ed. Madrid: Editorial Mc Graw-Hill Interamericana; 2015.p. 1773-86. https://accessmedicina.mhmedical.com/book.aspx?bookID=3118

45. Bahloul, AM. Chaari, I. Chabchoub, F. Medhyoub, H. Dammak, H. Kallel, et al.Outcome analysis and outcome predictors of traumatic head injury in childhood: Analysis of 454 observations.J Emerg Trauma Choque.2011;9(4):198-206. [citado 11 May 2021]. Disponible en: http://dx.doi.org/10.4103/0974-2700.82206

46. Le Gall JM.The use of severity scores in the intensive care unit. Intensive Care Med.2005;11(6):1618-1623. [citado 11 May 2021]. Disponible en: http://dx.doi.org/10.1007/s00134-005-2825-8

47. Barkhordari M, Padyab M, Hadaegh F, Azizi F, Bozorgmanesh M. Stata Modules for Calculating Novel Predictive Performance Indices for Logistic Models. Int J

Endocrinol Metab. 2016; 14: e26707. https://www.ncbi.nlm.nih.gov/pmc/articles/PMC4895000/

48. Pavlou M, Ambler G, Seaman S, De Iorio M, Omar RZ. Review and evaluation of penalized regression methods for risk prediction in lowdimensional data with few events. Statist. Med. 2016; 35: 1159-1177. https://pubmed.ncbi.nlm.nih.gov/26514699/

49. Kelley MA. Predictive scoring systems in the intensive care unit [Internet]. UpToDate. [citado 11 May 2021]. Disponible en: http://www.uptodate.com/contents/predictive-scoring-systems-in-the-intensive-care-unit.

50. Declaración de Helsinki de la Asociación Médica Mundial. Principios éticos para las investigaciones médicas en seres humanos. Fortaleza, Brazil. 2013 En línea [consultado 2016 Mar. 09]. Disponible en: http://www.wma.net/es/30publications/10policies/b3/index.html

51. Sima CS, Panageas KS, Schrag D. Cancer Screening Among Patients With Advanced Cancer. JAMA. 2010; 304: 1584-1591. https://jamanetwork.com/journals/jama/fullarticle/186712

52. Ministerio de Salud Pública. Dirección Nacional de Registros Médicos y Estadísticas de Salud. Anuario Estadístico de Salud 2015. La Habana: Ministerio de Salud Pública de Cuba; 2016 (consultado 2016 Jul. 15). Disponible en: http://www.sld.cu/sitios/dne

53. Soares M, Silva UV, Teles JM, Silva E, Caruso P, Lobo SM, et al. Validation of four prognostic scores in patients with cancer admitted to Brazilian intensive care

units: results from a prospective multicenter study. Intensive Care Med. 2010; 36: 1188-1195. https://pubmed.ncbi.nlm.nih.gov/20221751/

54. Royce TJ, Hendrix LH, Stokes WA, Allen IM, Chen RC. Cancer Screening Rates in Individuals With Different Life Expectancies. JAMA Intern Med. 2014; 174: 1558-1565. https://jamanetwork.com/journals/jamainternalmedicine/fullarticle/1897549

55. Perera C de D, López A, Rosales D, Rodríguez VE. Morbilidad y mortalidad en pacientes egresados de la UCI de Maestre durante un bienio – Medinan,2013; 17(5): 1-7. https://www.medigraphic.com/cgi-bin/new/resumen.cgi?IDARTICULO=44192

56. Wright JC, Plenderleith L, Ridley SA. Long-term survival following intensivecare: subgroup analysis and comparison with the general population. Anaesthesia. 2003 Jul;58(7):637-642. https://pubmed.ncbi.nlm.nih.gov/12790812/

57. Yarzabal Zamora G. Características clínicas y su relación con la mortalidad de los pacientes admitidos en la Unidad de Cuidados Intensivos del Hospital Nacional Daniel Alcides Carrión – Callao. Tesis UNMSM. Esp. Medicina Intensiva, 2003; 65 pp, tablas, figuras. https://cybertesis.unmsm.edu.pe/handle/20.500.12672/1985?show=full

58. Lovesio C. Requerimientos generals de una Unidad de Terapia Intensiva en: Medicina Intensiva. 5ta. ed. Buenos Aires, El Ateneo 2001; pág. 9-14. https://www.edicionesjournal.com/Papel/9789871860364/Medicina+Intensiva+Ed+7%C2%BA

59. Castejón Villarejo P, Antonio Abellán García. Estado de salud. En: Las personas mayores en España. Informe 2008. p. 69-71.

https://www.google.com.cu/url?esrc=s&q=&rct=j&sa=U&url=https://cybertesis.un
msm.edu.pe/bitstream/handle/20.500.12672/13160/Rojas_Gutierrez_Teo_Davie_
2014.pdf&ved=2ahUKEwjq-Jf_-
PiBAxVlkmoFHalwABEQFnoECAlQAg&usg=AOvVaw1NZ1ST9FyDwHoZvdraS1
gz

60. Garland A, Connors AF. Physicians' influence over decisions to forego life
support. J Palliat Med. 2007 Dic;10(6):1298-1305.
https://pubmed.ncbi.nlm.nih.gov/18095808/

61. Lilian Minne, JeroenLudikhuize, Evert de Jonge Prognostic models for predicting
mortality in elderly ICU patients: a systematic review Intensive Care Med682011
37:1258-1268. https://pubmed.ncbi.nlm.nih.gov/21647716/

62. Le Gall JR, Lemeshow S, Saulnier F (1993) A new simplified acute physiology
score (SAPS II) based on a European/North American multicenter study. JAMA
270:2957–2963. https://pubmed.ncbi.nlm.nih.gov/8254858/

63. Teres D, Lemeshow S, Avrunin JS,Pastides H (1987) Validation of themortality
prediction model for ICUpatients. Crit Care Med 15:208–213.
https://pubmed.ncbi.nlm.nih.gov/3816253/

64. Bureau US, Census. Cheeseman Day J (1993) Population projections of the
United States, by age, sex, race, and hispanic origin: 1993 to 2050. 25–1104.
https://www.census.gov/content/dam/Census/library/publications/1996/demo/p25-
1130.pdf

65. Dennis RJ, Pérez A, Londoño D, Metcalfe A, Gómez C, Mc Pherson K. Factores
asociados con la mortalidad hospitalaria en pacientes admitidos en cuidados

intensivos. Arch. Bronconeumol, 2002; 38(3): 117-122. https://www.archbronconeumol.org/en-pdf-S0300289602751685

66. ROBERT H. BIRKHAHN, MD, AND JOSEPH J. BOVE. Shock Index In The First Trimester Of Pregnancy And Its Relationship To Ruptured Ectopic Pregnancy Acad Emerg Med Volume 9, Number 2 115-11. https://pubmed.ncbi.nlm.nih.gov/11825835/

67. E. SIMMONS AND GREGORY LARKIN Shock Index Of 1.0 Or An Abnormal GCS-Verbal Component Is A Simpler And More Efficient Marker For Critical Illness And Mortality In Trauma Than The ACS Physiologic Criteria Dell University Of Texas-Southwestern Medica Acad Emerg Med Volume 13, Number 5_Suppl_1 73-74,2006.12006.13(5):73-74. DOI: 10.1197/j.aem.2006.03.169

68. Chardoli M., Shafe O. Inferior vena cava diameter as a guide in hypotensive patients for appropiate saline therapy. An observational study. Int J Crit Illn Inj Sci. 2018 [citado: 20/11/2022]; 8(3):160-164. Disponible en: https://pubmed.ncbi.nlm.nih.gov/30181974/

69. Aref A., Sharma A. Utility of central venous pressure measurement in renal transplantation: Is it evidence based? World J. Transplant. 2018 [citado: 20/11/2022]; 8(3):61 -67. Disponible en: https://www.ncbi.nlm.nih.gov/pmc/articles/PMC6033741/

70. Boyd JH, Forbes J, Nakada T, Walley K, Russell J. Fluid resuscitation in septic shock: a positive fluid balance and elevated central venous pressure are associated with increased mortality. Crit Care Med. 2011 [citado: 20/11/2022]; 39(2):259-265. Disponible en:

http://www.scielo.org.za/scielo.php?script=sci_nlinks&ref=5309475&pid=S1562-8264201400020000600006&lng=en

71. Gazmuri RJ., de Gómez CA. From a pressure-guided to a perfusion centered resuscitation strategy in septic shock: Critical literature review and illustrative case. J Crit Care. 2019 [citado: 20/11/2022]; 6(4):47-56. Disponible en: https://www.sciencedirect.com/science/article/pii/S0883944118317210

72. Pan P., Liu D. Microcirculation-guided protection strategy in hemodynamic treatment. Clin. Hemorheol. Microcirc.2020 [citado: 20/11/2022]; 6(4):59-65. Disponible en: https://content.iospress.com/articles/clinical-hemorheology-andmicrocirculation/ch190784

73. Astapenko D., Pouska J. Endothelial glycocalyx in acute care surgery-what anaesthesiologist need to know for clinical practice. BMC Anaesthesiol. 2019 [citado: 20/11/2022]; 19(1):238. Disponible en: https://bmcanesthesiol.biomedcentral.com/articles/10.1186/s12871 -019-0896-2

74. Guven G., Hilty MP. Microcirculation:Physiology, Pathophysiology, and Clinical Application. Blood Purif.2019 [citado: 20/11/2022];7(3): 1 -8. 85.

75. Schirier R. Fluid administration in critically ill patients with acute kidney injury. Clin J Am Soc Nephrol. 2010[citado: 20/11/2022]; 5:733-739. Disponible en: https://www.medigraphic.com/cgibin/new/resumen.cgi?IDARTICULO=74692

76. Ospina-Tascón GA, Uma˜na M, Bermúdez WF, Bautista-Rincó DF, Valencia JD, Madri˜nán HJ, et al. Can venous-to-arterial carbon dioxide differences reflect microcirculatory alterations in patients with septic shock? Intensive Care Med. 2016[citado: 20/11/2022]; 42(1):211 -21. . Disponible en: https://link.springer.com/article/10.1007/s00134-015-4133-2

77. Dellinger RP, Levy MM, Rhodes A, Annane D, Gerlach H, Opal SM, et al. Surviving Sepsis Campaign: International guidelines for management of severe sepsis and septic shock. Intensiva. Care Med. 2013[citado: 20/11/2022]; 39(2):165-228. https://pubmed.ncbi.nlm.nih.gov/23353941/

78. Shen Y, Huang X. Positive fluid balance is associated with increased inhospital mortality in patients with intracerebral hemorrhage. Brain Inj. 2018 [citado: 20/11/2022]; 6(13):1 -6. Disponible en: DOI:10.1080/02699052.2018.1539870

79. Cecconi M, De Backer D, Antonelli M, Beale R, Bakker J, Hofer C, et al. Consensus on circulatory shock and hemodynamic monitoring. Task force of the European Society of Intensive Care Medicine. Intensive Care Med. 2014[citado: 20/11/2022]; 40(1): 1795-815. Disponible en: https://link.springer.com/article/10.1007/s00134-014-3525-z

80. Vogel F., Aschwanden M. Bedside hand vein inspection for noninvasive central venous pressure assessment. Am J Med. 2019[citado: 20/11/2022]; 26. Disponible en: https://pubmed.ncbi.nlm.nih.gov/31088750/

81. Jones AE, Shapiro NI, Trzeciak S, Arnold RC, Claremont HA, Kline JA, et al. Lactate clearance vs central venous oxygen saturationas goals of early sepsis therapy: A randomized clinical trial.JAMA. 2010[citado: 20/11/2022]; 303(1):739-46. Disponible en: https://jamanetwork.com/journals/jama/articleabstract/185405

82. Troskot R, Simurina T, Zizak M, Majstorovic K, Marinac I, Mrakovcic-Sutic I. Prognostic value of venoarterial carbon dioxide gradient in patients with severe sepsis and septic shock. Croat Med J. 2010[citado: 20/11/2022]; 51(4):501 -8. . Disponible en:

https://scholar.google.com.cu/citations?view_op=view_citation&hl=es&user=tF9

eeasAAAAJ&citation_for_view=tF9eeasAAAAJ:UeHWp8X0CEIC

83. Mayorca NZ, Carrasco NE, Añi M del C. Mortalidad oculta post alta en la UCI del Instituto Especializado de Enfermedades Neoplásicas (INEN). Rev. De ciencias de la Salud, 2006; 1(1): 1-9. https://www.google.com.cu/url?esrc=s&q=&rct=j&sa=U&url=https://cybertesis.un msm.edu.pe/bitstream/handle/20.500.12672/13160/Rojas_Gutierrez_Teo_Davie_ 2014.pdf&ved=2ahUKEwj3wcmq_viBAxU8k2oFHUD8BngQFnoECAQQAg&usg= AOvVaw2mazc6X3NVuYpH3zUjP3Tw

ANEXOS
Anexo 1. Modelo de consentimiento informado
Título del Estudio: "Escala predictiva de muerte para pacientes con choque".

Ante todo, su participación en esta investigación es voluntaria; no perderá sus derechos y beneficios médicos si decide rechazarla o abandonarla. Usted debe leer cuidadosamente toda la información que se describe y realizar las preguntas que considere necesarias. Tome el tiempo que crea necesario para su decisión, puede conversar al respecto con sus familiares y amigos.

¿Por qué se realiza esta investigación?
Esta investigación se realiza con el objetivo de construir un modelo predictivo en pacientes con choque ingresados en una unidad de cuidados intensivos.

¿Qué tipo de personas y cuántas participarán?
En la investigación se incluirán todos los pacientes con choque ingresados en la unidad de cuidados intensivos.

¿Durante qué tiempo los médicos/ investigadores me evaluarán?

Los médicos investigadores lo evaluarán durante su permanencia en el hospital; no obstante, si usted lo desea, después de ser dado de alta puede continuar bajo la vigilancia médica de alguno de los investigadores.

¿Cuáles son los beneficios posibles si decido incluirme en esta investigación?
Si usted decide incluirse en esta investigación, no tendrá ningún beneficio médico directo de su participación, ya que en este estudio no se realizará ningún examen o tratamiento diferente al de la atención médica indicada para su condición.

¿Tiene algún riesgo mi participación en el estudio?
Su participación no entraña ningún riesgo adicional. Como este es un estudio observacional, no se realizará ningún examen o tratamiento diferente al de la atención médica indicada para su condición.

¿Existirá confidencialidad en el manejo de todo lo referente a mi persona?

Toda la información relacionada con usted no se hará pública bajo ninguna circunstancia. Su identidad no será revelada en ninguna publicación o foro científico. Durante toda la investigación, se estará trabajando con un código, pero nunca con su nombre y apellidos completos. Su historia clínica podrá ser revisada por otros investigadores, autoridades hospitalarias y representantes de los órganos de regulación estatal o quienes estas designen, fiscalizando el correcto desarrollo de la investigación.

¿Debo realizarme algún examen durante el estudio?
Dado el carácter observacional de esta investigación, usted no se realizará ningún examen diferente a los correspondientes a su condición médica.

¿Mi participación en este estudio implica algún pago o costo?
Usted no recibirá ningún tipo de pago por incluirse en esta investigación.

¿Qué personas o instituciones aprobaron la realización de este estudio?
Esta investigación fue revisada y aprobada desde el punto de vista ético, científico y metodológico por el Comité Científico y el Comité de Ética del hospital, los cuales velan por sus derechos y protegen su seguridad.

¿Cuáles son mis derechos como participante en esta investigación?
Tiene el derecho de que se le expliquen todas las dudas que tenga sobre la investigación que se está realizando. Usted debe guardar una copia de este modelo para consultarlo cada vez que desee. Además, debe recibir periódicamente información acerca de su evolución médica.

Usted puede abandonar el estudio cuando desee, sin dar explicaciones por ello, en cuyo caso no se afectarán los cuidados médicos posteriores que deba recibir.

¿A quién puedo dirigirme para obtener información adicional?
MSc. Dr. Rafael Estévez Muguercia, Especialista de Primer y Segundo Grado en

Medicina Interna, y en Medicina Intensiva y Emergencias. Teléfono (casa):

76942648; teléfono (celular): 55039122; e-mail: restevezm@infomed.sld.cu.

Firmas del modelo de consentimiento informado
Como he tenido tiempo suficiente para considerar la propuesta de

participación en el estudio, he recibido adecuada información oral y escrita

acerca del mismo y me encuentro en pleno uso de mis facultades mentales,

he decidido incluirme en la investigación "Escala predictiva de muerte para

pacientes con choque".

Firmo el presente documento con el médico que me ha dado las explicaciones.

--   ------------------   ------------------
         Nombre del paciente   Firma   Fecha

         o representante legal

--   ------------------   ------------------
         Nombre del médico   Firma   Fecha

--   ------------------   ------------------
    Nombre del testigo   Firma   Fecha

Anexo 2. Planilla de recolección de datos

FACTORES DE RIESGO DE MUERTE DE PACIENTE EN CHOQUE. HSOPITAL CLÍNICO QUIRÚRGICO HRMANOS AMEIJEIRAS

Datos Generales del paciente

1. Fecha de Inclusión: |__|__|/|__|__|/|__|__| (dd/mm/aa)

2. No. de Inclusión: |__|__|__|

Número de teléfono: _______________________

Nombre del paciente: ____

Verificación de los Criterios de Selección

3. Pacientes con edad mayor de 18 años de cualquier sexo.	☐₁	☐₂
4. Pacientes que expresen voluntariedad para participar en el estudio y firma del consentimiento informado. (anexo 1)	☐₁	☐₂

5. Estadía en la UCI inferior a 24 hrs. 6. Los casos (pacientes o familiares) que negaron su autorización a participar en el estudio.	☐₁	☐₂
7. Pacientes sin choque y los menores o igual a 18 años.	☐₁	☐₂

Edad en años	19-38 ---- 39-58 --- 59 y más --
Sexo	Femenino ☐ Masculino ☐

Estado al egreso	Vivo ☐ 1	Fallecido ☐ 2
Procedencia o tipos de pacientes	Clínico ☐	Quirúrgico ☐2
Estadías Días -------	< 5 ☐	> 5 días ☐2
Reingreso	SI ☐ 1	NO ☐2
Sepsis	SI ☐ 1	NO ☐2
APACHE	---	
SAP	---	
VAM	SI ☐ 1	NO ☐2
Peso en kg	-----	
Estado nutricional	1. Bajo Peso ------- IMC < 18,5 Normo Peso------ 2. IMC18,5-24.9 3. Sobrepeso ------- IMC25-29.9 5. Obeso IMC≥ 30	

Tipo de paciente	1-No quirúrgico 2-Quirúrgico electivo 3-Quirúrgico emergencia
Estado al egreso	1-Vivo 2- Fallecido
Estadías hospitalaria previo ingreso en UCI	Días ----
Motivo ingreso	1-Trastornos del ritmo 2-Choque hipovolémico 3-Otro choque 4-Abdomen agudo 5-Pancreatitis aguda grave 6-Trastornos de consciencias 7-Focalización neurológica 8-Convulsiones 9-Efecto de masa 10-Fallo hepático 11-Fallo digestivo
Tipos de choque	1-Hipovolémico 2-Cardiogénico 3-Séptico

	4-Obstructivo 5-Mixto/indefinido
Comorbilidades asociadas	1-Enfermedad renal crónica 2-Insuficiencias cardiacas congestiva clase III-IV 3-Arritmia 4-Cardiopatía isquémica 5-Enfermedad Cerebrovascular 6-Diabetes mellitus 7-Hipertensión arterial
PAS	----- mmHg
PAD	-----mmHg
PAM	-----mmHg
FC	-----Latidos por minutos
PVC	-----Cm de H2O
Escala de Glasgow	3–15 puntos------
Sedación	Si--- No ---

Reingreso			Sí--- No---
Hemoglobina	Cuantitativa continua	Valores no Conteo de leucocitos:	---Gramos por litros
Leucocitos	Cuantitativa continua	Valores no Conteo de leucocitos:	---Células/ mm3
Plaquetas			--- Células/ mm3
Transfusión antes de ingreso en UCI			----Uds.
Creatinina			----Micro mol /l
Urea			----Micro mol /l
Presión parcial de oxigeno			---Mmhg
Relación de la presión parcial de oxigeno entre fracción inspiratoria de oxígeno.			---Mmhg
Presión parcial de dióxido de carbono			---Mmhg
Ph			----
Bicarbonato de sodio sérico			----Mmol/l
Bilirrubina total			----Mmol/l
Albumina			----g/l
Norepinefrina			SI-- No --

Dobutamina	SI-- No --
Origen del choque	Hipovolémico -- Cardiogénico-- Séptico-- Obstructivo -- Mixto --
Sepsis	Sí-- No--
Escala APACHE II	Puntos--
Probabilidad de muerte según SAPS III	Puntos--
Escala SAPS III	Puntos--
Índice de SOFA	Puntos---
Probabilidad de muerte según SOFA	Puntos---
Ventilación artificial mecánica invasiva	Sí-- No

ANEXO 3. Modelos pronósticos

Anexo 3A. Modelo <u>Acute Physiology and Chronic Health Evaluation</u> II

4	3	2	1	0	Puntuación	1	2	3	4
> 41,0	39,0-40,9		38,5-38,9	36,0-38,4	Temperatura central (ºC)	34,0-35,9	32,0-33,9	30,0-31,9	< 29,9
> 160	130-159	110-129		70-109	Presión arterial media (mm Hg)		50-69		< 49
> 180	140-179	110-139		70-109	Ritmo cardiaco (latidos/min)		55-69	40-54	< 39
					Frecuencia respiratoria				
> 50	35-49		25-34	12-24	(con o sin VM)	10-11	6-9		< 5
					Oxigenación* (mm Hg): si FiO_2 > 0,5 considerar A-aDO_2, y si FiO2 < 0,5, la PaO_2				
> 500	350-490	200-349		< 200	A-aDO_2				
				> 70	PaO_2	61-70		55-60	< 55
> 7,70	7,60-7,69		7,50-7,59	7,33-7,49	pH arterial		7,25-7,32	7,15-7,24	< 7,15
> 180	160-179	155-159	150-154	130-149	Sodio (mMol/l)		120-129	111-119	< 110
> 7,0	6,0-6,9		5,5-5,9	3,5-5,4	Potasio (mMol/l)	3,0-3,4	2,5-2,9		< 2,5
> 3,5	2-3,4	1,5-1,9		0,6-1,4	Creatinina ** (mg/100 ml)		< 0,6		
> 60		50-59,9	46-49,9	30-45,9	Hemtocrito (%)		20-29,9		< 20
> 40		20-39,9	15-19,9	3-14,9	Leucocitos (x10⁹/l)		1-2,9		< 1

* Si la fracción inspirada de oxígeno (FiO2) es ≥ 0,5 se asignan puntos al gradiente alveolo-arterial (A-aDO2). Si la fracción inspirada de oxígeno es < 0,5 se asignarán puntos a la presión parcial de oxígeno arterial (PaO2).

** La creatinina tendrá doble puntuación en presencia de fracaso renal agudo.

Otros puntos: Escala de Coma de Glasgow (ECG): La ECG del paciente se restará de 15 y el valor de la diferencia (15 – GCS) se consignará como puntos.

Edad (*años; puntos*):

≤ 44 . . . . = 0

45- 54 . . . .= 2

55-64 . . . . =

3 65-74 . . . .

= 4

≥ 75 . . . . = 5

• Estado de salud crónico: Si antes del ingreso en el hospital el paciente tiene historia de insuficiencia severa de órganos o de compromiso inmunitario, encuadrado en las "definiciones" siguientes, se asignarán puntos como sigue:

- Para pacientes no quirúrgicos o post-operatorio de cirugía urgente:

5 puntos.

- Para post-operatorio de cirugía electiva: 2 puntos.

- **Definiciones:** La insuficiencia de órganos o el compromiso inmunitario deben haber sido evidentes previamente al ingreso hospitalario actual y conforme a los siguientes criterios:

Hígado
• Cirrosis diagnosticada por biopsia e hipertensión portal documentada;

ó

• Episodios anteriores de sangrado gastrointestinal atribuidos a hipertensión portal; ó
• Episodios previos de fallo hepático, encefalopatía o coma.

Cardiovascular
• Clase IV de la New York Heart Association.

Respiratorio
• Enfermedad respiratoria crónica restrictiva, obstructiva, o vascular, con limitación severa al ejercicio, p.ej. incapacidad para subir escaleras o realizarlas tareas domésticas; ó
• Situación crónica documentada de hipoxemia, hipercapnia, policitemia secundaria, hipertensión pulmonar severa (> 40 mm Hg) o dependencia de respirador.

Renal
• Enfermedad renal dependiente de diálisis crónica.

Compromiso inmunitario
• El paciente ha recibido tratamiento que suprime la resistencia a la infección (ej. inmunosupresión, radiación, quimioterapia, altas dosis de esteroides recientes o en tratamiento a largo plazo); ó
• El paciente tiene una enfermedad que está suficientemente avanzada como para suprimir la resistencia a la infección (ej. leucemia, linfoma o SIDA).

Logit=-3,517 + (puntuación Apache II) * 0,146

$$\text{Probabilidad estimada de muerte} = \frac{e^{logit}}{1 + e^{logit}}$$

Fuente: Knaus WA, Draper EA, Wagner DP, Zimmerman JE. APACHE II: a severity of disease classification system. Crit Care Med. 1985; 13: 818-829.

Anexo 3B. Modelo <u>Simplified Acute Physiology Score</u> 3

Hoja de puntuación SAPS 3 al ingreso. Parte 1

Box I	0	3	5	6	7	8	9	11	13	15	18
Edad, años	<40		>=40 <60				> 60 <70		>=70 <75	>=75 <80	>=80
Comorbilidades		Tratamiento de cáncer[2]		ICC crónica (NYHA IV), Neoplasia hematológica[3,4]		Cirrosis, SIDA[3]		Cáncer[5]			
Estancia hospitalaria previa al ingreso en UCI, días[1]	<14			>=14 <28	>=28						
Procedencia			Urgencias		Otra UCI	Otros[6]					
Tratamientos previos al ingreso en UCI		Drogas vasoactivas									

Box II		0	3	4	5	6
Ingreso UCI: programado o no			No programado			
Motivo(s) de ingreso	Ver parte 2ª					
Situación quirúrgica al ingreso		Cirugía programada			No cirugía[7]	Cirugía de emergencia
Localización anatómica de la cirugía	Ver parte 2ª					
Infección aguda al ingreso				Nosocomial[8]	Respiratoria[9]	

Hoja de puntuación SAPS 3 al ingreso. Parte 2

Box II (continuación)	
Ingreso en UCI[12]	16
Motivo(s) de ingreso	
Cardiovascular: trastornos del ritmo[13]	-5
Neurológico: convulsiones[13]	-4
Cardiovascular: shock hipovolémico hemorrágico y no hemorrágico/ Digestivo: abdomen agudo, otros[3]	3
Neurológico: coma, estupor, obnubilación, trastorno del nivel de alerta, confusión, agitación, delirio	4
Cardiovascular: shock séptico/shock anafiláctico, shock mixto y no definido[2]	5
Hepático: fallo hepático	6
Neurológico: déficit neurológico focal	7
Digestivo: pancreatitis grave	9
Neurológico: efecto masa intracraneal	10
Resto	0
Localización anatómica de la cirugía	
Transplante: hígado, riñón, páncreas, reno-pancreático, otros	-11
Trauma u otra cirugía aislada que incluya tórax, abdomen o miembros/trauma múltiple	-8
Cirugía cardiaca: injerto aortocoronario sin reparación valvular	-6
Neurocirugía: accidente cerebrovascular	5
Resto	0

Box III	15	13	11	10	8	7	5	3	2	0	2	4	5	7	8
Glasgow Coma Scale, puntos*	3-4			5		6			7-12	>=13					
Bilirrubina total, mg/dL ‡										<2		>=2<6	>=6		
Bilirrubina total, µmol/L‡										<34,2		>=34,2 <102,6	>=102,6		
Temperatura corporal, °Celsius‡						<35				>=35					
Creatinina, mg/dL‡										<1,2	>=1,2<2			>=2<3,5	>=3,5
Creatinina, µmol/L‡	3-4			5		6				<106,1	>=106,1 <176,8			>=176,8 <309,4	>=309,4
Frecuencia cardiaca, latidos/minuto‡										<120			>=120 <160	>=160	
Leucocitos, G/L‡										<15	>=15				
pH*								<=7,25		>7,25					
Plaquetas, G/L*		<20			>=20<50		>=50<100			>=100					
Tensión arterial sistólica, mm Hg*			<40		>=40 <70			>=70 <120		>=120					
Oxigenación[10,11]			$PaO_2/$ FiO_2 <100 y VM			$PaO_2/$ FiO_2 >=100 y VM	PaO_2 <60 y no VM			PaO_2 >=60 y noVM					

(‡: consignar el mayor valor; *: consignar el menor valor).

En general, no hay condiciones mutuamente excluyentes para los campos siguientes: comorbilidades, motivos de ingreso e infecciones agudas al ingreso. Así, si un paciente tiene más de una condición para una variable específica, los puntos se asignan para todas ellas.

1) Esta variable se calcula como diferencia entre día y hora de ingreso en UCI y en el hospital.
2) Hace referencia a cualquier tratamiento quimioterápico, inmunosupresor, radioterápico o esteroideo.
3) Si un paciente tiene ambas condiciones la puntuación que se aplica en este caso es el doble.
4) Fatiga, disnea o angina en reposo o a mínimos esfuerzos; no puede vivir solo, caminar despacio o vestirse sin síntomas/Linfoma, leucemia aguda o mieloma múltiple.
5) Choque con metástasis a distancia (aparte de linfadenopatías regionales) diagnosticadas mediante cirugía, imagen u otros métodos.
6) El paciente procede de una planta convencional de hospitalización o de cualquier otro punto del hospital, incluyendo la unidad de cuidados intermedios.
7) Paciente no sometido a un procedimiento quirúrgico como parte de su ingreso en UCI.

8) Infección al ingreso en UCI desarrollada 48 horas o más tarde al ingreso en el hospital o secundaria a un procedimiento diagnóstico/terapéutico médico/quirúrgico.

9) Referida al tracto respiratorio inferior: neumonía, absceso pulmonar, u otros.

10) Menor valor de presión parcial de oxígeno en sangre arterial (PaO2) correspondiente en el tiempo al valor de la concentración inspiratoria de oxígeno (FIO2).

11) VM hace referencia a cualquier tipo de soporte ventilatorio o ventilación mecánica.

12) Todo ingreso en UCI recibe una compensación de 16 puntos para evitar la posibilidad de que la puntuación SAPS 3 resulte con valor negativo.

13) Si ambas condiciones están presentes al ingreso, sólo se puntúa el peor valor (-4).

$$\textbf{\textit{Logit}} = -32{,}6659 + \text{Ln (puntuación SAPS 3} + 20{,}5958) \times 7{,}3068$$

$$\textbf{Probabilidad estimada de muerte} = \frac{e^{logit}}{1 + e^{logit}}$$

La función *logit* para la región de América Latina es:

$$\textbf{\textit{Logit}}_{AL} = -64{,}5990 + \text{Ln (puntuación SAPS 3} + 71{,}0599) \times 13{,}2322$$

AL, América Latina

$$\textbf{Probabilidad estimada de muerte (para América Latina)} = \frac{e^{logitAL}}{1 + e^{logitAL}}$$

Fuente: Moreno RP, Metnitz PGH, Almeida E, Jordan B, Bauer P, Campos RA, et al. SAPS 3—From evaluation of the patient to evaluation of the intensive care unit. Part 2: Development of a prognostic model for hospital mortality at ICU admission. Intensive Care Med. 2005; 31: 1345-1355.

Anexo 4A. Tareas para desarrollar los objetivos propuestos

Objetivo 1. Identificar los factores de riesgo de muerte en los pacientes con choques admitidos en cuidados críticos.

Tarea 1. Identificación de los factores de riesgo de muerte en los pacientes con choques admitidos en cuidados críticos. 1.   Identificar los factores de riesgo de muerte.

Objetivo 2. Evaluar el valor predictivo de los factores riesgo de muerte específico para los pacientes con choques.

Tarea 1. Análisis multivariado de regresión logística para la mortalidad Hospitalaria.

Anexo 4B. Criterios de sepsis según la Campaña de Sobrevivencia a la Sepsis 2022.

Infección documentada o sospechada más alguna de las siguientes:
Variables generales
Fiebre (> 38,3°C)

Hipotermia (temperatura central < 36°C)

Frecuencia cardiaca $\geq$ 90 latidos/ min^{-1}.

Taquipnea

Alteración del estado mental

Edema significativo o balance hídrico positivo(> 20 mL/kg en 24 hrs)

Hiperglicemia (glucosa plasmática > 7,7 mmol/ L) en ausencia de diabetes mellitus

Variables inflamatorias
Leucocitosis (conteo global de leucocitos > 12,000 μL^{-1})

Leucopenia (conteo global de leucocitos < 4000 μL^{-1})

Conteo global de leucocitos normal con más del 10 % de formas inmaduras Proteína C reactiva plasmática > dos desviaciones estándares sobre el valor normal

Procalcitonina plasmática > dos desviaciones estándares sobre el valor normal

Variables hemodinámicas

Hipotensión arterial (presión arterial sistólica [PAS] < 90 mmHg, presión arterial media < 70 mmHg o PAS que desciende más de 40 mmHg)

Variables de disfunción de órganos
Hipoxemia arterial (relación PaO_2/ FiO_2< 300 mmHg)

Oliguria aguda (ritmo diurético < 0,5 mL/kg/hr por al menos dos horas a pesar de una adecuada resucitación con fluidos)

Incremento de la creatinina plasmática > 44,2 µmol/L

Alteraciones de la coagulación (INR > 1,5 o aPTT > 60 seg.)

Íleo paralítico

Trombocitopenia (conteo plaquetario < 100,000 μL^{-1})

Hiperbilirrubinemia (bilirrubina plasmática total > 70 µmol/L)

Variables de perfusión tisular

Hiperlactatemia (> 1 mmol/L)

Enlentecimiento del llene capilar o livedo reticular

Fuente: Dellinger RPh, Levy MM, Rhodes A, Annane D, Gerlach H, Opal SM, et al. Surviving Sepsis Campaign: International Guidelines for Management of Severe Sepsis and Septic Choque: 2012. Crit Care Med. 2013; 41: 580-637.

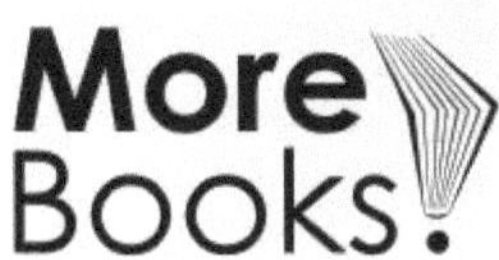

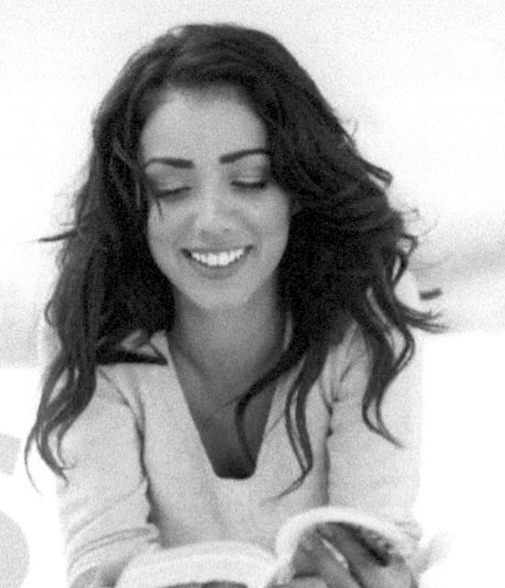

yes
I want morebooks!

Buy your books fast and straightforward online - at one of world's fastest growing online book stores! Environmentally sound due to Print-on-Demand technologies.

Buy your books online at
www.morebooks.shop

¡Compre sus libros rápido y directo en internet, en una de las librerías en línea con mayor crecimiento en el mundo! Producción que protege el medio ambiente a través de las tecnologías de impresión bajo demanda.

Compre sus libros online en
www.morebooks.shop

info@omniscriptum.com
www.omniscriptum.com

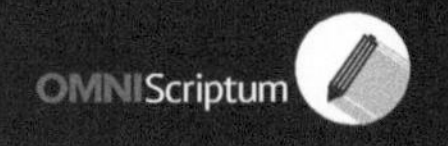

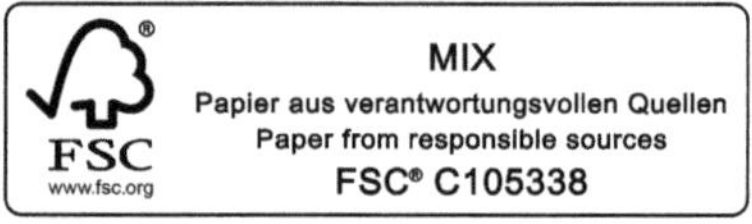

Printed by Books on Demand GmbH, Norderstedt / Germany